KNAUR

Über den Autor:

Dr. Felix Prinz zu Löwenstein, Agrarwissenschaftler und Biolandwirt, studierte an der agrarwissenschaftlichen Fakultät der TU München in Weihenstephan und schloss das Studium 1982 mit der Promotion ab. Nach einer dreijährigen Entwicklungshelfer-Tätigkeit auf Haiti übernahm er den elterlichen land- und forstwirtschaftlichen Betrieb und stellte das Gut in Südhessen, das seit 500 Jahren im Besitz der Familie ist, auf Bio um. Als Vorstandsvorsitzender des Bundes Ökologische Lebensmittelwirtschaft (BÖLW) ist er politischer Vertreter der deutschen Biobranche und ein gefragter Redner.

Felix Prinz zu Löwenstein

Es ist genug da. Für alle.

Wenn wir den Hunger bekämpfen, nicht die Natur

KNAUR

Besuchen Sie uns im Internet:
www.knaur.de

FSC
www.fsc.org
MIX
Papier aus verantwortungsvollen Quellen
FSC® C083411

Deutsche Erstausgabe April 2015

Ein Unternehmen der Droemerschen Verlagsanstalt
Th. Knaur Nachf. GmbH & Co. KG, München

Umschlaggestaltung: ZERO Werbeagentur, München
Umschlagabbildung: FinePic®, München
Satz: Adobe InDesign im Verlag
Druck und Bindung: CPI books GmbH, Leck
ISBN 978-3-426-78740-3

5 4 3 2 1

Für Sissi

Inhalt

Worum geht es? 9

Die Masse macht's? Eben nicht! 17
»Wir lassen sie verhungern« 18
Die Rückkehr des Kolonialismus: Land Grabbing 25
Die Fahrt ins Bodenlose 29
Hunger und Klimawandel 31
Hungermacher auf vier Rädern 33
Hungermacher in Nadelstreifen 39
Aus »genug« wird »zu wenig«:
Kalorienvernichtung durch Fleischerzeugung 41
200 Prozent erzeugen, um 100 Prozent zu essen? 47

Nur Effizienz zählt 53
Künstlicher Stickstoff:
Treibstoff der industrialisierten Landwirtschaft 55
In Milliarden Jahren entstanden,
in wenigen Jahrzehnten verbraucht: Phosphat 63
Die Axt an der Wurzel:
Landwirtschaft gegen Biodiversität 65
Darf's noch mehr sein?
Antibiotika an der Fleischtheke 74

Die Alternative: ökologische Intensivierung 81
Was Biobauern heute schon leisten 82
Kann Ökolandbau die Welt ernähren? 85
Kleinbauern: Opfer der Hungerkrisen
und Garanten der Ernährungssicherung 87
Vielfalt schafft stabile Verhältnisse 90
Intensiv und intelligent 93
Der Fleiß hat einen langen Namen 95
Vom intelligenten Umgang mit der Natur:
das Push-and-pull-System 108
Die Spatzen pfeifen's von den Dächern 111

Die Hebel für den Wandel 113
»Die Farbe der Forschung«......................... 113
Bildung, Bildung, Bildung 117
Konkurrenz belebt das Geschäft.................... 120
Was, wenn die Preise lügen?....................... 122
Den Wandel vollziehen 125
Öffentliches Geld für öffentliche Güter 128
Wofür Handelsabkommen gut sein könnten 130
Ohne Pioniere geht nichts 132

Anhang
Was ist »bäuerliche Landwirtschaft«? 137
Anmerkungen 141

Worum geht es?

In den Wochen vor dem letzten Osterfest habe ich es endlich einmal probiert: sechs Tage lang nichts essen. Eine richtige Fastenkur, wohl vorbereitet, begleitet von regelmäßiger Flüssigkeitsaufnahme und dreimal täglich einem Nahrungsergänzungspulver, in Milch verrührt. Das war eigentlich eine angenehme Erfahrung, und am Ende hatte ich sogar einige Kilo abgenommen.

Und wie man bei jeder Krankheit plötzlich auf lauter Menschen trifft, die ebendiese Krankheit haben oder hatten und deshalb voll guter Ratschläge sind, so war es auch hier: Ständig kam ich mit Leuten ins Gespräch, die von Erfahrungen und Methoden berichteten und erzählten, wie sie ihre Hungerkur organisiert haben. Zu Hause, genauso wie ich es gemacht hatte. Oder in einer Fastenklinik in schöner Landschaft. Oder beim Fastenwandern mit spiritueller Unterstützung und Yogaübungen im Morgennebel.

Auch ohne Bezug zu solchen Übungen mit dem Ziel, ein Idealgewicht zu erreichen, erleben Menschen Hunger als etwas Positives. Hunger ist das gute Gefühl vor der anstehenden Mahlzeit, und er ist der beste Koch. Junge Leute in Investmentbanken sind hungrig auf Leistung und Lohn. Das befähigt sie, mit absurd hohen Wochenarbeitszeiten zu beweisen, wie wertvoll sie für ihren Arbeitgeber sind. Auch die

Jungs von Borussia Dortmund und ihr Trainer Jürgen Klopp sind hungrig. Auf weitere Titel. »Lebenshunger« schließlich ist der Drang, auszubrechen aus dem Gewohnten, neue Erfahrungen zu sammeln und Vitalität zu spüren, sich lebendig zu fühlen.

Vielleicht ist es dieser unbefangene Umgang mit dem Begriff, der dazu führt, dass wir nachts nicht schweißgebadet aufwachen, wenn abends in den Nachrichten von einer Hungerkatastrophe die Rede war. Weil uns nicht klar ist, dass existenzieller Hunger nichts mit dem Leichtigkeitsgefühl zu tun hat, das sich nach zehn Tagen in der Fastenklinik einstellt, sondern grauenvoll weh tut. Weil wir uns unmöglich die Verzweiflung vorstellen können, die Mütter und Väter empfinden, wenn sie ihren Kindern nichts mehr zu essen geben und nicht absehen können, wann sie ihnen wieder Brot auf den Tisch legen können.

Ich habe mit meiner Familie drei Jahre in Haiti gelebt, in einem Land, das sich konstant unter den zehn am schwersten von Hunger betroffenen Ländern der Welt hält. Natürlich ist uns dort der wirkliche Hunger begegnet – Tag für Tag. Aber wenn man selbst genug zu essen hat und eine Sozialversicherung, die einen zur Not in ein gutes Krankenhaus in den USA oder Europa ausfliegen würde, dann bleiben auch dort Hunger und Armut merkwürdig abstrakt.

Dennoch hilft die Nähe zu den betroffenen Menschen zu verstehen, dass die Wirkung von Hunger weit mehr ist als das schmerzhafte Verlangen des Körpers nach Nahrung. Dass er Ausgangs- und Endpunkt fataler Kreisläufe ist: Wer hungert, ist zu schwach, um zu arbeiten – um Felder zu bestellen, Unkraut zu jäten, zu bewässern und so Nahrung zu erzeugen. Oder um Geld zu verdienen, mit dem Nahrungsmittel gekauft werden könnten. Kinder die – oft schon im Mutterleib – hungern, starten mit Defiziten an Leistungs- und Lernfähigkeit ins Leben und sind damit ohne Chance auf eine Verbesserung ihrer Lebensverhältnisse.

Auch körperlich ist Hunger weit mehr als ein leerer Magen. Er ruiniert die Widerstandsfähigkeit des Körpers gegen Bakterien, Viren und Parasiten. Auf diese Weise werden die Leiden der betroffenen Menschen beträchtlich vermehrt. So wie bei Noma. Haben Sie schon einmal davon gehört? Noch nicht einmal in der WHO-Liste der zu beobachtenden Krankheiten taucht Noma auf und gehört doch zu den grausamsten Folgen, die Unterernährung hervorrufen kann. Durch den Zusammenbruch des Immunsystems geht die Kontrolle über die Bakterien der Mundhöhle verloren. Was wir als schmerzhaft lästige Fieberbläschen kennen, heilt nicht, sondern frisst sich von innen durch das Gesicht. Obwohl jedes Jahr 140 000 Menschen an Noma erkranken – die meisten von ihnen Kinder[1] –, haben wir in drei Jahren Haiti nie einen von ihnen zu Gesicht bekommen. Denn wer daran erkrankt ist, wird von seiner Familie versteckt und vegetiert abgeschottet in dunklen Löchern, damit niemand die Schande wahrnimmt, die es bedeutet, ein solch entstelltes Kind zu haben.

Das Ausmaß der Hungerkatastrophe, die Summe der von ihr betroffenen Menschen, ist unvorstellbar groß.

842 Millionen Hungernde zählte die UN-Organisation für Landwirtschaft und Ernährung FAO im Jahr 2012. Damit erfasste sie all diejenigen Menschen, denen täglich weniger als die 1800 Kilokalorien zur Verfügung stehen, die sie für ein gesundes und aktives Leben mindestens benötigen. Im

Hinblick auf die ernährungsbedingte Gefährdung von Gesundheit, Wohlbefinden und Leistungsfähigkeit müssen diesen »Unterernährten« noch all jene hinzugerechnet werden, denen zwar genügend Kalorien zur Verfügung stehen, die aber zu wenig essenzielle Mikronährstoffe, Vitamine oder Proteine zu sich nehmen. Die Zahl dieser »Fehlernährten« beträgt weit über zwei Milliarden Menschen weltweit, womit wir schon von der vierfachen Einwohnerzahl Europas sprechen.

Ein Drittel der Menschheit hat also quantitativ oder qualitativ nicht ausreichend zu essen.

Erfreulicherweise ist in den letzten 20 Jahren die Anzahl der Hungernden kontinuierlich gesunken – jedenfalls im weltweiten Durchschnitt, während sich in einigen wenigen Ländern die Nahrungssicherheit noch verschlechtert. Doch von dem Ziel der Vereinten Nationen, die Zahl der davon betroffenen Menschen bis 2015 zu halbieren, also unter 400 000 zu drücken, sind wir unaufholbar weit entfernt.

Nun kann man wirklich nicht behaupten, dass sich niemand um das Thema »Hunger in der Welt« kümmert. Ganz im Gegenteil. Waren es früher im Wesentlichen humanitäre Organisationen, die Tagungen und Diskussionsveranstaltungen dazu abhielten, so sind heute die großen Konzerne der Agrarindustrie darum bemüht, die Meinungsführerschaft in der Diskussion um die Welternährung zu gewinnen.

Ob in den gewaltigen Kongresssälen, in denen sich Politik und Wirtschaft anlässlich der Internationalen Grünen Woche in Berlin alljährlich treffen, oder in meiner örtlichen Sparkasse, die etwas für die politische Bildung ihrer Kunden tut, ob in den Hörsälen unserer Agrarfakultäten oder bei Konferenzen großer Zeitungen und Medienunternehmen – immer geht es um dieselbe Logik:

- Es gibt zu wenig Nahrung auf der Welt – weshalb so viele Menschen hungern müssen.
- Dieser Zustand wird sich noch verschärfen, denn in dem Maß, in dem die Weltbevölkerung weiter anwächst, muss mehr Nahrung produziert werden.
- Außerdem passen immer mehr Menschen – insbesondere in den aufstrebenden Volkswirtschaften Südostasiens und Lateinamerikas – ihren Ernährungsstil dem unseren an und konsumieren mehr tierische Proteine: Eier, Fleisch und Milch. Um diese Nahrungsmittel zu erzeugen, brauchen wir Futtermittel. Die müssen auf den Äckern der Welt produziert werden.
- Obendrein verwenden wir unsere Ackerflächen für mehr als nur für die Nahrungsmittelproduktion. Nachwachsende Rohstoffe für die Erzeugung von Plastiktüten und Dämm-Material, vor allem aber für die Motoren unserer Fahrzeuge müssen auf den Ackerflächen der Welt angebaut werden, wenn die Lagerstätten der fossilen Energieträger leer geräumt sind.
- All diesen zusätzlichen Ansprüchen an die landwirtschaftlich nutzbaren Flächen steht deren Unvermehrbarkeit gegenüber. Mehr Ackerfläche wäre nur auf Kosten wertvoller Urwälder und Naturschutzgebiete zu gewinnen – was aus vielen guten Gründen niemand will.
- Daraus folgt zwingend: Wenn die Produktion erhöht werden muss, die Fläche aber nicht ausgeweitet werden kann, dann muss auf derselben Fläche mehr erzeugt werden. Kurzum: Die Produktivität muss erhöht werden.

- Ein Intensivierungsschub, eine zweite »Grüne Revolution« muss ausgelöst werden. Das bedeutet: mehr Nährstoffzufuhr in Form von Düngemitteln, mehr Pestizide, um Pflanzen vor Konkurrenz durch Unkräuter, Pilzkrankheiten und Insekten zu schützen, und leistungsfähigere Sorten, als sie durch klassische Züchtungsverfahren zu gewinnen sind. Deshalb muss der Weg für gentechnische Veränderung freigemacht werden. All das gilt analog für die Tierproduktion, wo es darum geht, die Leistung des einzelnen Tieres und die Produktionskapazität der Ställe zu erhöhen.

Wer wollte einer solchen schlüssigen Argumentationskette widersprechen? Wer wollte bestreiten, dass angesichts dieser Herausforderungen romantische Vorstellungen von einer kleinbäuerlichen, vielfältigen Landwirtschaft, die in Kinderbüchern und Margarinewerbung verbreitet werden, in der Wirklichkeit keinen Platz mehr haben? Dass es jetzt Zeit ist für eine intensive, mit der Stringenz industrieller Prozesse organisierte Landwirtschaft?

All das klingt unwiderlegbar logisch. Doch ich behaupte: Diese Argumentation ist falsch.

Und das will ich in diesem Buch mit drei Thesen stützen:

1. Produktivität ist nicht der Schlüssel zur globalen Ernährungssicherung.
2. Die industrielle Landwirtschaft wird auf Dauer nicht funktionieren.
3. Es gibt eine ökologische Alternative, mit deren Hilfe sich alle Menschen auf diesem Planeten ausreichend ernähren können – auch die, die in den nächsten Jahrzehnten noch hinzukommen werden.

Ich will in diesem Buch beschreiben, was getan werden muss, damit Landwirtschaft und Ernährung so gestaltet werden, dass sie auf Dauer und für alle Menschen dieses Planeten ihre Aufgabe in gerechter Weise erfüllen können. Und ich werde auch darauf eingehen, welches Ihr eigener Beitrag, liebe Leser, dazu sein kann.

Felix Prinz zu Löwenstein,
im Januar 2015

Die Masse macht's? Eben nicht!

Das Vorhandensein einer bestimmten Nahrungsmittelmenge ist … zwar eine notwendige, aber keine hinreichende Bedingung dafür, dass keine Unterernährung besteht. Dementsprechend wird nahezu einhellig die Ansicht vertreten, dass das Welternährungsproblem nach wie vor primär ein Zugangs- und kein Mengenproblem darstellt.«

Diese Formulierung stammt aus dem Bericht des Ausschusses für Bildung, Forschung und Technikfolgenabschätzung im Deutschen Bundestag vom Mai 2011. Sie drückt aus, was alle Experten für Ernährungssicherheit nicht müde werden zu betonen: Millionen von Menschen auf der Erde hungern nicht, weil wir weltweit zu wenig produzieren würden. Sie hungern vielmehr, weil sie nicht zu den Nahrungsmitteln oder die Nahrungsmittel nicht zu ihnen kommen. Die Gründe dafür sind vielfältig, und manchmal ist es eine Naturkatastrophe, deren Wirkung stärker ist als die Fähigkeit des Menschen, mit den sozialen Folgen solcher Katastrophen durch rechtzeitiges Heranschaffen von Nahrungsmitteln fertig zu werden. In den allermeisten Fällen ist der Mensch verantwortlich, der es in der Hand hätte, den Hunger seiner Mitmenschen zu stillen, es aber unterlässt oder sogar verhindert, dass jemand anderer es tut.

Jean Ziegler, von 2000 bis 2008 Sonderberichterstatter für das Recht auf Nahrung bei den Vereinten Nationen, hat seinem aufrüttelnden Bericht über den Hunger und seine Ursachen den Titel »Wir lassen sie verhungern« gegeben, weil ihn das unendliche Elend, mit dem seine Aufgabe ihn konfrontierte und um dessen Vermeidbarkeit er wusste, zornig gemacht hat.

Er schreibt in diesem Bericht von den kriegerischen Auseinandersetzungen, in denen der Hunger zur Waffe wird – mit dem Ziel, die Zivilbevölkerung auszurotten. Beispiele dafür kennt die Geschichte zuhauf: von der Belagerung der gallischen Stadt Alesia durch die Römer über Wallensteins Strategie der verbrannten Erde, die die Generäle des französischen Sonnenkönigs Ludwig XIV. hundert Jahre später in der Pfalz perfektionierten, bis zum Völkermord der Deutschen Schutztruppen in Südwestafrika an den Herero und den der Türken an den Armeniern zu Beginn des 20. Jahrhunderts. Ganz zu schweigen von den wenige Jahrzehnte später in bis dahin ungekannte Dimensionen getriebenen Genoziden unter Hitler, Stalin und Pol Pot. Auch die Kriege am Horn von Afrika, im sudanesischen Darfur oder im Südsudan bedienen sich derselben grausamen Waffe, und immer sind es die Wehrlosesten – Frauen, Kinder und alte Menschen –, denen auf diese Weise unendliches Leid zugefügt wird.

Jean Ziegler prangert aber auch unsere Regierungen und die zentralen Institutionen der Weltwirtschaft an, denen er vorwirft, die Prioritäten der Mittelverwendung und die Regeln für die Inanspruchnahme von Krediten so zu setzen, dass

Regierungen gezwungen würden, Nahrungshilfe-Programme oder die Förderung von Kleinbauern einzustellen. Ein von ihm genanntes prominentes Beispiel für diese Politik ist die Halbierung der Mittel des Welternährungsprogramms (WFP) im Zusammenhang mit der Finanzkrise. In der Folge wurden in Bangladesch Schulspeisungsprogramme geschlossen, die es den Eltern möglich gemacht hatten, ihre Kinder in die Schule zu schicken, wo sie die Chance auf eine körperliche Entwicklung bekamen, die ihre Lern- und Leistungsfähigkeit förderte.

Allerdings habe ich selbst auch erlebt, wie billige oder geschenkte Nahrungsmittel langfristig die Fähigkeit der Menschen zunichtemachen können, aus eigenen Kräften Ernährungssicherheit herzustellen.

In Les Cayes im Süden von Haiti hatte ein Projekt dazu beigetragen, dass eine kleine Molkerei entstand. Hier wurden Trinkmilch, Butter und Joghurt hergestellt. Zwar in kleinen Mengen und für einen sehr begrenzten Markt – aber immerhin entstanden ein paar Arbeitsplätze, und die Bauern der Umgebung erhielten die Chance, durch den Verkauf von ein paar Büchsen Milch von den Kühen, die im Wesentlichen am Straßenrand oder auf den abgeernteten Feldern grasten, ein wenig Geld zu erlösen. Eine richtige Erfolgsstory wurde daraus nicht, denn eine große Spende amerikanischen Milchpulvers läutete das Ende ein: Mit einem Einstandspreis auf Nullniveau kann niemand konkurrieren.

Ähnlich war es mit einem Projekt zur Einführung von Reisanbau in den Hügeln um Idiofa, im damaligen Zaïre. Die raffinierte Absicht war es gewesen, durch die Einführung einer dort nicht traditionellen Nahrungspflanze die Arbeitssituation der Frauen zu verbessern. Während die Männer dort traditionell die Aufgabe hatten, den Urwald zu roden, damit neue Felder bebaut werden können, oblag die Feldarbeit den Frauen – neben kochen, Kinder versorgen, Feuerholz und Wasser holen. Mit dem Wegfall der Brandrodungswirtschaft war auch die Aufgabe der Männer entfallen – während die der Frauen geblieben war. Die Verantwortlichen des Projekts hatten es geschafft, die neue Feldkultur »Reis im Regenfeldbau«[1] als Männer-Domäne zu etablieren und damit einen Teil der Feldarbeiten auf deren Schultern zu legen. Auch ökonomisch war das Projekt sehr erfolgreich dank vorzüglicher Lagereinrichtungen und der daraus entstehenden Chance, die Ernte zu einem guten Preis zu verkaufen. Bis in einem Jahr die Reisernte in den USA so üppig ausfiel, dass ein Nahrungshilfeprogramm für Zaïre als günstiges Marktventil genutzt werden musste. Die Berge an Reissäcken, die vergeblich auf einen kostendeckenden Abnahmepreis warteten, habe ich selbst gesehen.

Ich finde, man muss mit Theorien vorsichtig sein, die hinter jeder schlimmen Wirkung als Ursache eine geplante Aktion von finsteren Profiteuren beklagen. Aber diesbezüglich allzu naiv zu sein, habe ich mir in Haiti abgewöhnt. Diese Insel und ihre Regenten – »Baby Doc« Jean-Claude Duvalier war damals Präsident auf Lebenszeit – erfreuten sich einer engen Begleitung durch die USA, was vielleicht mit der Nähe zu Kuba zu tun hat. Meine Frau und ich haben dort von 1982 bis 1985 in einem Projekt der katholischen Entwicklungshilfe gearbeitet. Ganz zu Beginn dieser Zeit erlebten wir das Schweine(pest)-Ausrottungsprogramm. Offenbar hatte man in der Population der hochbeinigen, langhaarig-schwarzen Schweine des Landes, die im Umkreis der Bauernhäuser gehalten und von Abfällen ernährt werden, die Schweinepest –

eine hoch infektiöse Viruserkrankung – festgestellt. Ich kann nicht beurteilen, ob die durch die Finanzierung der amerikanischen Entwicklungshilfe-Organisation USAID durchgeführte und von der Regierung mit Polizeigewalt durchgesetzte Aktion alternativlos war. Ich erinnere mich nur, wie erschütternd der Anblick der Bauernfamilien war, die verzweifelt ihre Schweine aufaßen. Sie zu verkaufen war auf dem durch die Abschlachtaktion ruinierten Markt nicht möglich. Was die Bauernfamilien da verzehrten, waren ihre Sparschweine, das Rückgrat ihrer Ökonomie. Mit ihnen verschwand die Sicherheit, im Bedarfsfall – wegen Krankheit, für Schule oder Begräbnis – Geld lockermachen zu können.

Aber eine gute Entwicklungshilfemaßnahme denkt an die Zukunft. Und so wurde eine neue Schweineproduktion aufgebaut. Allerdings nicht mehr mit der robusten Landrasse. Denn diese Borstentiere können zwar von Abfällen leben und für sich selbst sorgen – aber sie wachsen nicht so schnell. Also kamen kleine weiße Schweine, importiert aus der Schweinezucht der USA, ins Land. Die brauchen allerdings Ställe – viel zu teuer für den Kleinbauern – und Futtermittel. Dass das Schweinefutter ebenfalls aus den USA eingeführt werden musste, können die Strategen des USAID unmöglich übersehen haben. Da ist es schon egal, ob der Schweinefutterlieferant tatsächlich ein enger Freund des amerikanischen Botschafters war oder ob das eines der bösartigen Gerüchte war, die entstehen, wenn darüber spekuliert wird, was in wessen Interesse ist …

Nun will ich nicht den Eindruck erwecken, als seien es die bösen Amerikaner, die ein Monopol darauf hätten, unter den Kleinbauern des Südens Schaden anzurichten. Wir Europäer stehen ihnen dabei in nichts nach. Jahrzehntelang haben wir die Märkte der Entwicklungsländer mit unseren Dumping-Exporten ruiniert und damit unmittelbaren Anteil daran, dass dort kaum in eine ländliche Infrastruktur zu Lagerung, Transport und Verarbeitung einheimischer Lebensmittel investiert wurde. Das war die unmittelbare Folge einer Agrarpolitik, die den europäischen Bauern hohe Erzeugerpreise garantierte. Im Falle von Produktionsüberschüssen – und das war seit Mitte der 1970er Jahre die Regel – war das nur möglich, indem man sich der Überproduktion mit Hilfe sogenannter »Exporterstattungen« in den Volkswirtschaften des Südens entledigte. Sich also bei jenen schadlos hielt, die sich ihrerseits nicht mit Importschranken schützen konnten. Welche Wirkung das hat, ist am Beispiel des Reis-Projekts in Zaïre bereits geschildert worden.

Dass die Exporterstattungen in den Jahren nach 2010 nahezu vollständig abgebaut wurden, ist zwar ein Fortschritt. Aber die unfaire Konkurrenz besteht weiter fort. Teils wegen der Subventionierung der Europäischen Landwirtschaft durch die Direktzahlungen der »Ersten Säule« an die Bewirtschafter landwirtschaftlicher Fläche. Und zum anderen durch die Konkurrenzvorteile einer industrialisierten Tierhaltung. Auf beides werde ich noch zu sprechen kommen. Ein besonders eindrückliches und unappetitliches Symbol dafür sind die Hühnerflügel und -karkassen, die nach Afrika entsorgt werden. Wir können uns nämlich leisten, nur noch die Hühnerbrust zu essen – weil sie so billig ist. Noch billiger allerdings sind die Reste, die dabei übrig bleiben und auf den Märkten Westafrikas unter erbärmlichen hygienischen Bedingungen angeboten werden – zu Preisen, mit denen ein einheimischer Bauer unmöglich mithalten kann.

In dem Maß, in dem dadurch der einheimischen Landwirtschaft die Entwicklungsmöglichkeiten genommen werden, macht sich dieses System mitschuldig daran, dass keine Kapazitäten zur Eigenversorgung und keine Reserven für die Bewältigung von Krisen gebildet werden.

Eine der falschen Assoziationen, die durch den Begriff »Welternährung« geweckt werden, ist die, es gebe so etwas wie einen globalen Suppentopf, und es gelte nur, den voll genug zu halten, damit niemand hungern muss. Die Aussage, der Hunger in der Welt sei primär ein Zugangs- und kein Mengenproblem, ließe sich in das schräge Bild vom Suppentopf und den Löffeln übersetzen: Es ist genug Suppe drin – aber die Löffel, mit denen daraus gegessen wird, sind sehr unterschiedlich lang. Und manche Menschen haben gar keinen.

Das liegt in ländlichen Gebieten am mangelhaften Zugang zu Land, auf dem die Menschen Nahrung erzeugen könnten, und zu Wasser, das die Voraussetzung für das Gedeihen von Pflanzen und Tieren ist. Denn wer seine Lebensmittel nicht selbst erzeugen kann, ist darauf angewiesen, sie zu kaufen – und da macht das zur Verfügung stehende Einkommen den entscheidenden Unterschied zwischen satt und hungrig, zwischen gut und fehlernährt.

Der indische Wirtschaftswissenschaftler und Nobelpreisträger Amartya Sen erklärte das am Beispiel seines Heimatlandes.[2] Dort hatte man unter einem enormen Aufwand an Subventionen die landwirtschaftlichen Erzeugerpreise gestützt. Die Erwartung, dass sich dadurch das Produktionsvolumen steigern würde, hatte sich ebenso erfüllt, wie das in den Jahrzehnten nach der Gründung der Europäischen Union bei uns der Fall war. Während diese Entwicklung in Europa aber zu einer besseren Versorgung einer Bevölkerung führte, die zunehmend Arbeit in Industrie und Dienstleistung fand, vermehrte sich in Indien der Hunger: Die Menschen am unteren Ende der Einkommensskala konnten sich die Nahrung nicht mehr leisten. Während in den staatlichen Lagern die Getreidevorräte auf 50 Millionen Tonnen anwuchsen, galten mehr als die Hälfte aller indischen Kinder als unterernährt. Allein die Einkommenssituation der Bauern und vor allem die der ohnehin schon reichen Großgrundbesitzer verbesserte sich.

Das Vertrackte daran ist: Eine Öffnung der Märkte für den unbeschränkten Import aus den Weiten des Weltmarktes führt zwar in der Regel zu niedrigeren Preisen für die Verbraucher, nicht jedoch zu einer Stabilisierung der Ernährungssituation. Denn wenn wegen unfairer Konkurrenzverhältnisse, wie ich sie im Zusammenhang mit Europas Hühnerflügeln auf Afrikas Märkten geschildert habe, die einheimische Produktion und mit ihr die Bauern zugrunde gehen, dann steigt die Zahl der Landlosen, die über kein Einkommen verfügen und deren Brotkorb unerreichbar hoch hängt, sobald Chicagos Getreidebörse eine Hausse erlebt.

Wenn es dem indischen Bundesstaat Kerala gelungen ist, Armut zu bekämpfen und die Lebenserwartung seiner Bevölkerung signifikant zu steigern, dann liegt das an »entitlement« – der Befähigung, Zugang zu Einkommen und zu Land zu erhalten. Eine Landreform, die fruchtbares Land an Kleinbauern verteilte, und eine Bildungsinitiative, die bessere Startbedingungen für eine Teilhabe an wirtschaftlicher Entwicklung schufen, waren dabei die wesentlichen Elemente.[3]

Die Rückkehr des Kolonialismus: Land Grabbing

Dass aufstrebende und reiche Länder in den letzten Jahren massiv auf globale Einkaufstour gehen, um sich Ackerflächen für die steigenden Bedürfnisse ihrer Bevölkerung zu sichern, verschärft das Problem der Ernährungssicherung in den Ländern der Dritten Welt. Denn sobald sie an ausländische Investoren verkauft ist, dient die Fläche nicht mehr der Ernährung der Bevölkerung vor Ort, sondern dem Export in die Staaten der Investoren. Und in der Regel folgt auf die Landnahme die Vertreibung der Kleinbauern, die bis dahin dort gewirtschaftet haben.

Auf diese Weise kehrt der Kolonialismus zurück, mit neuem Gesicht.

China und die Golfstaaten stehen an der Spitze derer, die Millionen von Hektar dort unter ihre Kontrolle zu bringen versuchen, wo eine hohe Bodenfruchtbarkeit und die Verfügbarkeit von Wasser gute Erträge versprechen.[4] Auch unter Kapitalinvestoren hat sich längst herumgesprochen, dass land- und forstwirtschaftliche Flächen eine inflationssichere Anlage mit großen Zukunftschancen bieten. Nur in den wenigsten Fällen dürfte sich die Hoffnung erfüllen, dass auf diese Weise unterkapitalisierte Bauern in Afrika und Asien die nötigen Ressourcen für ihre Entwicklung zugesteckt bekommen. In den meisten Regionen, auf die sich die Begehrlichkeit der Investoren richtet, besitzen die Bauern keine oder doch nur sehr schlecht abgesicherte Rechtstitel auf ihren Landbesitz. Sie müssen deshalb der Willkür der Mächtigen weichen, die an dem Deal verdienen. Wenn dann die industrialisierte Großlandwirtschaft in Gang gesetzt wird, die sich für ein unkompliziertes Ausbeuten der neu erworbenen Flächen am besten eignet, bleibt den vertriebenen Bauern noch nicht einmal der Abstieg zum Tagelöhner.

Im Frühjahr 2013 konnte ich als Angehöriger der Delegation der damaligen deutschen Landwirtschaftsministerin Ilse Aigner Äthiopien besuchen. Dort wurde uns erklärt, die Regierung ließe zwar keine Investoren in die dicht besiedelten und flächendeckend ackerbaulich genutzten Hochebenen, wohl aber in das vor allem von viehhaltenden Nomaden bewirtschaftete Tiefland. Denn dort werde das Land nicht ausreichend intensiv genutzt, und deshalb sei es ein Fortschritt für die Ernährungssicherung der beängstigend stark ansteigenden Bevölkerung, dass entlang der Flüsse auf den Flächen eines arabischen Großinvestors nun hochproduktiver Ackerbau betrieben würde. In Gesprächen abseits des offiziellen Programms wurde aber deutlich, dass hier nur ein unvollständiges Bild gezeichnet worden war. Unerwähnt sei geblieben, dass durch die ackerbauliche Nutzung der Flusstäler den Nomaden die Reserveflächen geraubt worden waren, die sie brauchen, wenn eine niederschlagslose Periode die anderen Weideflächen verdorren lässt. Und dass ihnen obendrein für ihre Herden der Zugang zum Fluss versperrt worden sei. Und überhaupt handle es sich um Halb-Nomaden, die durchaus Ackerflächen bestellten, auf denen sie – auf den Quadratmeter gerechnet – sehr viel höhere Erträge erwirtschaften würden, als in der nun eingeführten Großflächenlandwirtschaft erzielt werden. Was den bisherigen Nutzern zu ihrem Unglück jedoch fehle, seien sichere Landnutzungsrechte, die sie vor dem Zugriff Fremder schützen würden. Im Übrigen aber sei für den Vorgang »Land Grabbing« kein geeigneter Begriff – eher müsse von »Land Give Away« gesprochen werden, denn schließlich sei es die Regierung, die sehenden Auges diese Situation herbeigeführt habe – eine Beschreibung, die wohl auf die meisten Fälle dieser Art zutreffen dürfte.

Wo Wasser knapp ist, sind auch die Menschen betroffen, denen man ihr Land gelassen hat. Denn dem gut technisierten Neubesitzer gelingt es im Zweifel als Erstem, dem alteingesessenen Nachbarn das kostbare Nass abzugraben. Das ist umso mehr dann der Fall, wenn die neuen Wassernutzer über die besseren politischen Verbindungen verfügen oder von größerer Bedeutung für die Regierung sind, weil sie im Gegensatz zu den Alteingesessenen Devisen ins Land bringen. Ein Beispiel, das deshalb so bedrückend ist, weil es mit unserer Wirklichkeit sehr direkt zu tun hat, ist die Blumenproduktion in Kenia. Rund um den Naivasha-See haben sich riesige Gewächshäuser angesiedelt, in denen die Rosen gezogen werden, die per Flugzeug frisch und günstig in unserem Blumenladen um die Ecke landen. Für die Bewässerung der Gewächshäuser wird den Massai nicht nur das Wasser abgegraben, das sie für ihr Vieh brauchten. Darüber hinaus verwandeln die Nährstoffe aus dem Dünger und die Rückstände aus der Pestizidanwendung den einst idyllischen See in eine Kloake. Die halbe Million Arbeitsplätze, die in Kenia mit der Blumenindustrie verbunden sind, wiegen in einer Volkswirtschaft, die mit hoher Arbeitslosigkeit zu kämpfen hat, schwer. Doch gleichzeitig ist nicht zu übersehen, dass unsere kleine Aufmerksamkeit zum Muttertag mit dem Hunger der Menschen bezahlt ist, denen das Wasser für Vieh und Felder fehlt. Dass die Funktionsfähigkeit des Ökosystems rund um den See ruiniert wird, zerstört gleichzeitig die Grundlage des Geschäftsmodells, das diesen Raubbau verursacht. Alle, die daran verdienen, werden bis dahin ihr Geld längst in neue, lukrative Projekte investiert haben …

Auch das dritte Beispiel hat unmittelbar mit unserem Konsum zu tun und zeigt ebenfalls, dass »Land Grabbing« als unmittelbare Übernahme von landwirtschaftlichen Flächen durch ausländische Investoren nicht die einzige Art und Weise ist, in der die Produktion für unseren Bedarf den Hunger in die Hütten der Armen trägt. Es geht um die Produktion von Shrimps. Diese vorzüglich schmeckenden Krustentiere sind von einem Luxus- zu einem Massenprodukt geworden, seit sie nicht mehr aus dem Meer gefischt, sondern durch intensivste Aquakultur in Becken gezüchtet werden. Wichtige Produktionsländer sind China, Thailand und Vietnam sowie Ecuador. Es gibt eine Reihe gravierender Umweltprobleme, die durch das Beseitigen der Mangrovenwälder, den Überschuss an Nährstoffen und den massenhaften Einsatz von Antibiotika verursacht werden. Daneben haben die Shrimps-Farmen aber auch soziale Nebenwirkungen: Weil sie die Küstenstreifen belegen, versperren sie den kleinen Fischern den Zugang zu ihrem Broterwerb. Sie haben keinen Ort mehr, an dem sie ihre Boote zu Wasser lassen können. In manchen Regionen Thailands sind bereits bis zu 80 Prozent der Mangrovenwälder vernichtet, wie Greenpeace 2012 meldete. Dort reichen die künstlich angelegten Shrimps-Teiche bis unmittelbar an die Uferzone heran.

Was all das bedeutet, liegt auf der Hand: Der globale Feudalismus, der durch diese neue Form der Landnahme entsteht, schafft nicht nur Ungerechtigkeit und Armut – und in der Folge Hunger –, er destabilisiert auch ganze Staaten und trägt so zu einem sich selbst verstärkenden Teufelskreis bei, dessen Leidtragende immer dieselben sind: die Ärmsten der Armen.

Die Fahrt ins Bodenlose

Eine meiner Töchter hat eine Zeitlang im Berliner Stadtteil Kreuzberg Hausaufgabenbetreuung gemacht, was sie ebenso erfüllend wie interessant fand. Ein Detail hat sie mir berichtet, das zwar nicht überraschend, aber doch irgendwie bedrückend war: Ihr Schützling wusste nicht, dass Pommes frites aus Kartoffeln gemacht werden. Und natürlich erst recht nicht, wo eine Kartoffel wächst oder welchen Teil einer Pflanze sie darstellt. Ich gehe hoffnungsvoll davon aus, dass ein solches Wissensdefizit typisch für soziale Brennpunkte, aber nicht für den Großteil unserer Mitbürger ist. Meine Erfahrung aus vielen Gesprächen mit landwirtschaftsfremden Mitbürgern zeigt mir aber, dass ihnen die Bedeutung des Bodens und seiner Fruchtbarkeit für die Kartoffeln und jede andere Nahrung keinesfalls bewusst ist. Jeder kann sich vorstellen, dass man lockeres Material braucht, um darin etwas anzubauen. Aber dass es den fruchtbaren, von vielen Tausenden von Arten belebten Boden braucht, damit Wasser gehalten und wieder zur Verfügung gestellt werden kann, damit im Boden Luft ist und Nährstoffe verfügbar gemacht werden, wissen die wenigsten. Oder dass dort ein hochkomplexes Zusammenspiel zwischen den Wurzeln der Pflanzen und den Bodenpilzen (»Mykorrhiza«) stattfindet, das für die Nährstoffaufnahme der Pflanzen erforderlich ist. Der Aufbau der dünnen Haut unserer Erde, die die Voraussetzung für ihre Bewohnbarkeit durch uns Menschen ist, benötigt eine unendlich lange Zeit. Je nach Standort und Witterungsverhältnissen kann es bis zu einem Jahrtausend dauern, um einen Zentimeter Boden aus dem Urgestein zu bilden und zwischen 100 und 300 Jahren, um einen Zentimeter Humus aufzubauen.

Ohne den Eingriff des Menschen und wenn ausreichend Wasser zur Verfügung steht, bedeckt sich der Boden mit Pflanzen und wird so vor dem Aufschlag der Regentropfen und vor der Kraft des abfließenden Wassers, vor den UV-Strahlen der Sonne und vor dem Angriff des Windes geschützt. Legt man ihn bloß, ist er durch Erosion gefährdet – umso mehr, je größer die Parzellen werden und je stärker die Hangneigung oder die Exposition zum Wind ist. Dann kann es zum Bodenabtrag kommen, durch den die Voraussetzung der Nahrungsproduktion vernichtet wird. In einer besonders drastischen Ausprägung ist das zu beobachten, wenn man mit einem Flugzeug Haiti überfliegt. Dann sieht man nicht nur die kahlen, abgewaschenen Hänge, auch die pilzartig ins Meer ragenden Wolken von Erdpartikeln vor den Flussmündungen springen ins Auge. All das ist Boden, der auf Nimmerwiedersehen verloren ist. Zurück bleiben unfruchtbare Äcker und der Hunger. Da die Erdablagerungen im Meer die Korallenriffe überdecken, wird zudem dort die Kinderstube all der Fische zerstört, von denen die Bewohner der Küste leben, und damit die Grundlage ihrer Ernährung vernichtet.

Eine zweite Form der Bodenzerstörung wird durch falsche Bewässerungstechniken verursacht: die Versalzung. Wenn die in tieferen Bodenschichten gebundenen Salze durch Bewässerungswasser gelöst, jedoch nicht durch ausreichende Drainage ausgeschwemmt und wegtransportiert werden, dann steigen sie mit Hilfe der Kapillarkräfte an der Oberfläche und bleiben dort zurück, während das Wasser verdunstet. Steigt auf diese Weise die Salzkonzentration im Oberboden zu sehr an, können dort keine Pflanzen mehr wachsen, und der Acker geht für die landwirtschaftliche Nutzung verloren.

Solche Degradationsprozesse, manche schleichend und manche stürmisch verlaufend, finden weltweit statt. Sie führen zu einem Verlust landwirtschaftlicher Nutzflächen in einem ungeheuren Ausmaß: In der Summe aller Degradationsformen verliert die Menschheit jedes Jahr fruchtbare Böden im Umfang von zehn Millionen Hektar[5] – fast so viel wie die gesamte Ackerfläche der Bundesrepublik Deutschland. In ihrem »Millennium Ecosystem Assessment-Report« schätzen die Vereinten Nationen, dass zwischen 1950 und 1990 ein Drittel aller fruchtbaren Böden weltweit durch Degradation verlorengegangen ist.

Wäre es denkbar, dass die Bewahrung der Produktionsgrundlage Boden die vordringlichere Aufgabe ist – viel wichtiger als mit immer intensiveren Produktionsmethoden, die zusammen mit schlechter traditioneller Landwirtschaft ursächlich für die Bodenzerstörung sind –, aus dem weniger werdenden Boden immer höhere Erträge pressen zu wollen?

Hunger und Klimawandel

Der Klimawandel verstärkt den Druck auf die fruchtbaren Böden. Einer der Orte, an denen man das besichtigen kann, ist der Nordrand der Sahelzone, wo sich die Wüste immer weiter nach Süden ausbreitet. Die Experten des Weltklimarates haben Prognosen darüber aufgestellt, wie sich die landwirtschaftliche Produktionskapazität auf verschiedenen Standorten durch die globale Erwärmung verändern wird. Es ist wenig erstaunlich, dass gerade dort, wo es heute schon wärmer ist, mit Produktionseinbußen zu rechnen ist, während in den gemäßigten Klimazonen durch erhöhte Niederschläge sogar eine Verbesserung der Produktionsbedingungen denkbar ist. Da die Prognosen über den Verlauf des Klimawandels und seine Konsequenzen regelmäßig übertroffen werden, besteht wenig Hoffnung, dass die Experten des *Intergovernmental Panel on Climate Change (IPCC)* sich in dieser Frage täuschen. Es ist besonders bitter, dass genau in den Ländern der größte Schaden zu erwarten ist, in denen die Menschen leben, die am wenigsten zur Ursache des Klimawandels beigetragen haben.

Nun kann man darauf hoffen, dass die Minderheit an Forschern recht hat, die sich dem Mainstream entgegenstellt und viel öffentliche Aufmerksamkeit erfährt, indem sie die These vertritt, menschliche Aktivität habe keine Auswirkung auf den Klimawandel. Das zu tun ist jedoch recht riskant. Denn wenn die Mehrheit der Forscher recht hat, die einen menschengemachten Klimawandel feststellt, wir im Vertrauen auf die Minderheit, die das Gegenteil behauptet, es jedoch unterlassen, für eine Reduzierung des Ausstoßes von Treibhausgasen zu sorgen, dann könnte das dramatische Folgen für unsere Existenz auf diesem Planeten haben. Das umgekehrte Risiko ist hingegen deutlich geringer: Wenn wir der Mehrheit der Wissenschaftler glauben und alles unternehmen, um den Verbrauch fossiler Energien durch den Ausbau regenerativer Energien zu ersetzen, wenn wir den Humusverlust und die damit einhergehende Freisetzung von CO_2 vermindern und uns für den Erhalt der tropischen Regenwälder starkmachen, dann können wir nicht sehr viel falsch machen. Denn wenn am Ende die Minderheit doch recht hatte, dann haben wir die Klimasituation wenigstens nicht verschlechtert, auf vielen anderen Gebieten jedoch außerordentlich Sinnvolles getan.

Es ist also vernünftig, anzunehmen, dass unser Einfluss auf die Zusammensetzung der Erdatmosphäre zum Anstieg der globalen Durchschnittstemperatur führt. Dann ist aber auch deutlich, dass es sehr viel wichtiger ist, in die Verlangsamung des Klimawandels zu investieren, statt eine Form von Landwirtschaft zu intensivieren, die ihn in erheblichem Maß anheizt. Immerhin ordnet der Weltklimarat der Landwirtschaft ein Drittel der Treibhausgasemissionen zu. Wir reden also hier keineswegs über ein Randthema!

Hungermacher auf vier Rädern

Ein Fünftel der deutschen Ackerfläche, rund 2,26 Millionen Hektar, wurde 2013 mit »nachwachsenden Rohstoffen« bebaut. Auf ca. 270 000 Hektar handelt es sich dabei um Industriepflanzen, aus denen Arzneien und Farbstoffe, Schmieröle und Fette oder Industriestärke gewonnen werden. Fast 90 Prozent dieser Fläche, also rund 2 Millionen Hektar[6] dienen der Erzeugung von Energiepflanzen. Vor allem ist das Mais für die Biogasanlagen, in denen Strom für die Einspeisung ins Netz generiert wird, und in geringem Umfang auch Methangas, das den Erdgasleitungen zugeführt wird. Die in den Generatoren bei der Stromerzeugung anfallende Wärme wird in vielen Anlagen genutzt, um Schwimmbäder, Häuser, Ställe oder technische Anlagen zu beheizen. Gerade in abgeschiedenen Regionen gelingt das jedoch bislang nur sehr unzureichend, so dass dort die Wärme ungenutzt in die Umwelt abgegeben wird.

Die zweitwichtigste Energiepflanze ist der Raps. Dessen

Öl wird für die Erzeugung von Treibstoff genutzt, die beim Abpressen des Öls übrig bleibenden Reste (»Ölkuchen«) werden als eiweißreiches Futtermittel verwendet.

Als Treibstoff dient auch das aus Getreide gewonnene Ethanol, das von der Flächeninanspruchnahme her an dritter Stelle steht.

Die schwarz-rote Koalition beendete 2005 die bis dahin bestehende Mineralölsteuer-Befreiung für pflanzliche Treibstoffe und ersetzte diese Regelung durch einen Beimischungszwang. Ab diesem Zeitpunkt musste dem Mineralöl ein Anteil an pflanzlichem Treibstoff beigemischt werden. Das hatte weitreichende Folgen: Viele kleine Unternehmen, die beispielsweise Motoren zur Nutzung unraffinierten Pflanzenöls entwickelt oder lokale Treibstoff-Netze aufgebaut hatten, verloren dadurch ihre Existenzgrundlage. Mit einem Schlag ging das gesamte Geschäft mit nachwachsenden Treibstoffen in die Hände der multinationalen Mineralölkonzerne über – ein Vorgang, bei dem ich mich heute noch frage, weshalb das seinerzeit nicht zu einem öffentlichen Aufschrei geführt hat.

Mittlerweile unterliegt der Beimischungszwang einer Zielsetzung der EU, die vorgibt, dass bis zum Jahr 2020 10 Prozent Agrartreibstoffe zugemischt werden müssen. Die Folge ist der Zukauf enormer Mengen an pflanzlichen Ölen – Sojaöl, Palmöl, Jatropha und andere – und Agro-Ethanol auf dem Weltmarkt. Um beurteilen zu können, ob diese Maßnahme wirklich dem Klimaschutz dient, genügt es nicht, den Ausstoß an Treibhausgasen, der durch den Anbau dieser Pflanzen verursacht wird (Energie für Traktoren, Dünge- und Pflanzenschutzmittel, Stickoxid-Ausgasung), den nicht erfolgten Emissionen an Treibhausgasen aus den eingesparten fossilen Rohstoffen gegenüberzustellen. Weil die zunehmende Nachfrage nach Energiepflanzen zu einer Anbauausweitung in Regenwäldern und Savannengebieten geführt hat, müssen die Effekte von »Landnutzungsänderungen« (LUC, Land Use Changes) hinzugerechnet werden. Sie bestehen im Wesentlichen darin, dass beim Abholzen der Wälder und dem Umbruch von Grünland enorme Mengen CO_2 freigesetzt werden, weil bei ackerbaulicher Nutzung der Humus und der darin gebundene Kohlenstoff in nur wenigen Jahren auf einen Bruchteil der Werte reduziert wird, die sich unter der Grasnarbe des Grünlandes oder im Waldboden finden. Die Ergebnisse überraschen nicht: Wo Landnutzungsänderungen eingerechnet werden müssen, stellt sich heraus, dass mit Biokraftstoffen höhere Treibhausgasemissionen verbunden sind als mit den fossilen Kraftstoffen, die durch sie ersetzt werden.[7]

Für unser Thema interessieren aber vor allem zwei Fragen. Erstens: Verstärkt die Produktion von landwirtschaftlichen Rohstoffen zur Energiegewinnung die Nahrungsknappheit und damit den Hunger? Und zweitens: Liefert der zunehmende Bedarf an solchen Rohstoffen eine Begründung dafür, weshalb die Produktivität der Landwirtschaft durch Industrialisierung erhöht werden muss?

Die erste Frage wäre nur dann einfach zu beantworten, wenn die unzureichende Lebensmittelversorgung der unter- und fehlernährten Menschen auf dieser Welt tatsächlich die Folge einer zu geringen globalen Produktionsmenge wäre. Dass dies nicht der Fall ist, wurde weiter oben bereits dargelegt. Dass es – im Gegensatz zu den Beteuerungen der Agrar-

Treibstofflobby – dennoch einen Zusammenhang zwischen Welthunger und Energieerzeugung auf dem Acker gibt, hängt mit einem größeren Wirkungsgefüge zusammen.

Derzeit geben die Menschen in den Industrienationen Nordamerikas, Europas und Asiens zwischen 10 und 12 Prozent ihres Einkommens für Nahrungsmittel aus. Steigt der Preis für Grundnahrungsmittel auf dem Weltmarkt, dann hat das auf ihren Lebensstandard fast keine Auswirkung. Denn diese Menschen nehmen in ihrer täglichen Ernährung nur zu einem sehr geringen Teil unverarbeitete landwirtschaftliche Produkte zu sich. Im Wesentlichen konsumieren sie verarbeitete Lebensmittel, an deren Preis der Rohstoff nur einen geringen Anteil hat. Bei den Menschen hingegen, deren tägliche Sorge es ist, auf einem Existenzminimum zu überleben, sieht das völlig anders aus. Menschen in Bangladesch, Ghana oder Pakistan geben über 70 Prozent ihres Einkommens für Nahrungsmittel aus. Wenn in diesen Ländern der Preis für Reis oder für Mais um 50 Prozent ansteigt, macht das für sie den Unterschied zwischen satt und hungrig aus.

Weltmarktpreise für landwirtschaftliche Rohstoffe bilden sich unter sehr verschiedenen Einflüssen. Dazu zählen Ernteerträge – tatsächlich erzielte und erwartete –, Nachfragetrends oder Transportkosten. Dass auch der Rohölpreis sich in den vergangenen Jahrzehnten auf den Preis für landwirtschaftliche Rohstoffe ausgewirkt hat, konnte nachgewiesen werden. Das gilt nur für Soja, Weizen und Mais, nicht jedoch für Reis. Der Zusammenhang zwischen der Preissteigerung beim Rohöl und bei landwirtschaftlichen Produkten besteht aber nicht darin, dass die energieintensiven landwirtschaftlichen Betriebsmittel sich verteuert haben – denn die braucht man für die Produktion von Reis ebenfalls. Vielmehr werden Soja, Weizen und Mais auch als Energierohstoffe genutzt und konnten auf diese Weise höhere Preise auf dem Weltmarkt erzielen, Reis hingegen findet nahezu ausschließlich als Grundnahrungsmittel Verwendung.[8]

Doch weder wegen der geringen Wirkung der bisherigen landwirtschaftlichen Energieerzeugung zur Verlangsamung des Klimawandels noch wegen der problematischen Auswirkungen auf die Ernährungssicherheit der von Hunger bedrohten Menschen stelle ich die Produktion von Energie auf dem Acker in Frage. Sondern wegen ihrer enormen Ineffizienz in Bezug auf die Fläche.

Um eine Megawattstunde Strom, rund um die Uhr und an 365 Tagen im Jahr zu erzeugen, braucht man (unter Anrechnung der bei der Produktion verbrauchten Energie)[9]:

- 1121 Hektar Raps. Allerdings entsteht bei der Nebenproduktion eine Menge Eiweiß-Futtermittel in Form von Raps-Presskuchen, die 60 Prozent der Erntemasse ausmachen, so dass für das reine Öl »nur« 450 Hektar in die Berechnung einfließen.
- Baut man Mais an, um ihn in einer Biogasanlage zu Strom (und Wärme) umzuwandeln, dann reichen 360 Hektar aus, um die gleiche Energiemenge zu erzeugen.
- Richtet man eine Photovoltaik-Anlage ein, dann genügt dafür eine Fläche von 14 Hektar.
- Und will man die eine Megawattstunde Strom mittels eines Windrades erzeugen, braucht es gerade einmal 0,3 Hektar Fläche für diese technische Einrichtung.

Mir ist natürlich bewusst, dass Raps, Mais, Ethanol und vergleichbare Feldfrüchte es ermöglichen, gleichmäßig und dauerhaft Strom zu erzeugen, was Photovoltaik und Windkraft nicht leisten können. Sobald aber die Forschung technische Einrichtungen entwickelt hat, um Energie effizient speichern zu können, wird das Thema Energiegewinnung aus Pflanzen vom Tisch sein.

Womit ich nicht sagen möchte, dass der Weg, Energie aus landwirtschaftlichen Rohstoffen herzustellen, sofort beendet werden sollte. Überall dort, wo es gelingt, am Ende einer Nutzungskaskade aus Reststoffen Energie zu erzeugen, bilden Biogas und noch effizientere Technologien, die sich momentan noch in der Entwicklungsphase befinden, ausgesprochen interessante Lösungen. Das gilt auch für die Fälle, in denen sich jene Pflanzen für die Energiegewinnung nutzen lassen, die sonst ungenutzt bleiben würden.

Ein Beispiel dafür sind Aufwüchse, die im Rahmen von Landschaftspflegemaßnahmen anfallen, oder Kleegras aus Ökobetrieben, das nicht verfüttert werden kann. Der Mischanbau von Getreide und darunter gesäte Ölsaat und die Nutzung des daraus gepressten Öls für den Betrieb von landwirtschaftlichen Maschinen ist ebenfalls eine gangbare Alternative. Auch die Erzeugung von Treibstoff durch Algen in Becken, die auf landwirtschaftlich nicht nutzbaren Flächen stehen, ist sinnvoll – solange man nicht aus Gründen der Produktivitätsmaximierung gentechnisch veränderte und damit der Natur fremde, künstliche Organismen in Systemen verwendet, aus denen sie in die freie Natur entweichen können.

Doch das heute dominierende Prinzip, riesige Ackerflächen mit Pflanzen für die Energieerzeugung zu belegen, um dann eine höhere Produktivität einzufordern, die so etwas möglich macht, ist ein Irrweg, den wir so schnell wie möglich verlassen sollten.

Hungermacher in Nadelstreifen

Es ist nicht die Verwendung von Pflanzen zur Energiegewinnung allein, die im Gefolge der Entwicklung des Rohölpreises zu hohen Schwankungen der Lebensmittelpreise und damit zu einer wirtschaftlichen Überforderung der Armen führt. Einen wesentlichen Anteil daran hat auch die Spekulation mit Lebensmitteln.

Auch dieses Thema eignet sich nicht für jene Art von Schwarz-Weiß-Malerei, mit der es meist behandelt wird. Denn eigentlich kann die Spekulation mit landwirtschaftlichen Rohstoffen sowohl für Bauern als auch für die Käufer ihrer Produkte großen Nutzen stiften: Als wir auf unserem Hof noch Braugerste produzierten, schlossen wir immer schon vor der Aussaat einen Vertrag mit einer Mälzerei ab, an die wir sie nach der Ernte lieferten. Im Vertrag standen die Menge und Qualität, zu deren Lieferung wir uns verpflichteten, und der Preis, zu dem sie abgerechnet werden sollte. Der Vorteil für uns lag darin, dass wir unsere Einkünfte absichern konnten, die Mälzerei profitierte davon, weil sie sich keine Sorgen um die Rohstoffversorgung machen musste und mit einem festen Preis rechnen konnte.

Natürlich war das nicht ohne Risiko: Hätten wir nicht genug oder wegen eines ungünstigen Witterungsverlaufes nicht die erforderliche Qualität geerntet, hätten wir einen Deckungskauf tätigen und dafür schlimmstenfalls mehr Geld ausgeben müssen, als uns unser Abnehmer gezahlt hätte. Auch hätte es passieren können, dass der Marktpreis zum Zeitpunkt der Ernte zu unserem Ärger über dem vereinbarten Preis liegt. Das gleiche Risiko hatte der Mälzer: Wäre der Marktpreis für Braugerste zum Zeitpunkt der Lieferung niedriger gewesen als das, was in unserem Vertrag stand, und wären deshalb in der Folge die Malzpreise gesunken, hätte er ein Verlustgeschäft gemacht. Aus diesem Grund hat er dann wohl auch mit seinen Brauereien im Vorvertrag feste Malzpreise vereinbart. Auch wenn solche Geschäfte unter der Prognose eigener Unsicherheit stattfinden und deshalb Spekulation sind, ist doch unmittelbar nachvollziehbar, wozu sie gut sind.

Dasselbe Prinzip liegt auf eine anonymisierte Weise auch den Warenterminmärkten zugrunde, auf denen ein Landwirt seine Ware zu einem festen Preis verkaufen und ein Verarbeiter seinen Rohstoff zu einem festen Preis einkaufen kann. Offenbar ist es der Funktionsfähigkeit solcher Märkte förderlich, wenn sich daran auch solche Käufer und Verkäufer beteiligen, die nicht die Ware als solche, sondern nur die Kontrakte liefern bzw. abnehmen wollen. Zum Problem wird dieses Geschäftsmodell erst dann, wenn – wie das geschehen ist – auf eine Regulierung verzichtet wird und die in den Kontrakten abgebildeten Waren in keinem Verhältnis mehr zu den tatsächlich bewegten Mengen stehen. Auch dann kann die Spekulation nicht hohe Preise erzwingen, wenn die Marktsignale nach unten zeigen und umgekehrt. Die Spekulation sorgt aber für eine Verstärkung der Preisausschläge und damit auf die bereits geschilderte Weise für Hunger in den Hütten derjenigen, die nicht genug Kaufkraft besitzen, um hohe Preissteigerungen wegzustecken. Spekulation kann auch die Existenz von Bauern vernichten, falls sie gezwungen sind, genau dann zu verkaufen, wenn die Spekulationsblase geplatzt und der Preis im Keller ist. In drastischer Weise zeigte sich dieser Mechanismus nach dem Ausbruch der Finanzkrise, als viele Anleger auf der Suche nach einer lukrativen Verwendung für ihr Geld verstärkt in die Spekulation mit landwirtschaftlichen Rohstoffen einstiegen.

Aus »genug« wird »zu wenig«: Kalorienvernichtung durch Fleischerzeugung

Alle geschilderten Beispiele machen deutlich, welche Faktoren dafür verantwortlich sind, ob den Menschen genügend Lebensmittel zur Verfügung stehen oder ob sie von Hunger und Fehlernährung bedroht sind. Weshalb die Produktivität, also die Menge des Erzeugten, nur eine untergeordnete Rolle spielt, wenn es darum geht, die Ernährung der Weltbevölkerung sicherzustellen, hängt aber noch viel mehr ab von der Art und Weise, wie wir mit landwirtschaftlichen Erzeugnissen umgehen.

Und da geht es als Erstes um den Fleischkonsum.

Wenn Nahrungsmittel aus tierischen Proteinen, also Eier, Fleisch und Milch, entstehen, dann braucht es zunächst Futter, mit dem die Tiere ernährt werden, die dann später diese Nahrungsmittel liefern. Dabei wird an pflanzlichen Kalorien grundsätzlich ein Vielfaches dessen eingesetzt, was an tierischen Kalorien erzeugt wird. Je nachdem, über welche Tierart wir sprechen, welches Produkt die Bezugsgröße darstellt und mit welcher Art von Futter ein Tier ernährt worden ist, beträgt das Verhältnis von Kalorien-Output zu Kalorien-Input zwischen 1:3 und 1:8. Solange es sich bei diesem Futter um den Aufwuchs von Grünland handelt, den wir Menschen als Nahrungsmittel nicht verwerten können, oder um Abfälle, beispielsweise aus der Getreidemühle, kommen sich die Ansprüche von Mensch und Tier nicht ins Gehege. 70 Prozent der weltweiten Agrarflächen sind Grünland und können deshalb nur auf dem Weg über das Tier Nahrung für den Menschen liefern.

In diesen Fällen ist das Tier ein Nahrungsergänzer und nicht ein Nahrungskonkurrent des Menschen. Durch die Art der »Tierproduktion« in unseren Industriegesellschaften ist aber Letzteres die Regel geworden. Nicht nur Hühner und Schweine, für die Getreide und Eiweißpflanzen (Soja, Erbsen oder Raps-Presskuchen) ein ihrer Art entsprechendes Futter darstellen, sondern auch Wiederkäuer, insbesondere Rinder, werden mit Erzeugnissen des Ackers gefüttert, die auch dem Menschen als Nahrung dienen könnten. Wenn man das für Milchkühe eingesetzte Futter in Bezug zur erzeugten Milch setzt, so errechnet sich, dass nur ein Drittel der deutschen Milchmenge aus dem sogenannten »Grundfutter« ermolken wird, also aus dem Futter, das den physiologischen Voraussetzungen der Kuh entspricht: Gras und vergleichbare rohfaserreiche Pflanzen. Der Rest ist das Ergebnis der Fütterung mit Getreide, Soja und anderem Kraftfutter.

Bei Mastrindern dürfte der Kraftfutteranteil sogar noch höher liegen. In Argentinien, mit dessen Rindfleisch, wie es in entsprechenden Spezialrestaurants angeboten wird, wir die Weiten der Pampa und von Gauchos umkreiste Rinderherden verbinden, wird nur noch ein Drittel der Tiere so gehalten, wie es unserer Vorstellung entspricht. Alle anderen stehen ähnlich wie in den Vereinigten Staaten in sogenannten »feed lots«, also umzäunten Karrees im offenen Gelände, Tier an Tier, wo mit hohen Kraftfuttermengen Tageszunahmen von 1400 Gramm und mehr erreicht werden. In einer Futtertabelle der Bayerischen Landesanstalt für Landwirtschaft fand ich den vielsagenden Satz: »Auch Mastbullen sind Wiederkäuer, deshalb sollten in der Ration mindestens 15 Prozent Rohfaser … enthalten sein.« Eine Fütterung, die dem tierischen Organismus so viel abverlangt und den physiologischen Bedürfnissen der Tiere so wenig entspricht, bleibt nicht ohne Folgen für das Tier und seine Gesundheit – aber darauf kommen wir später zu sprechen.

Insgesamt dient ein Drittel der globalen Ackerfläche der Futterproduktion. Weil das so ist und weil ein immer größerer Anteil der Weltbevölkerung – insbesondere in den aufstrebenden Volkswirtschaften Südostasiens und Lateinamerikas, wie wir bereits gesehen haben – seinen Konsum tierischer Proteine den Größenordnungen der Industrienationen anpasst, müssen immer mehr Getreide und Ölsaaten in die Futtertröge der Welt geschaufelt werden.

»Sie werden doch den Chinesen nicht verwehren können, genauso zu essen, wie wir das tun!«, wird mir in Diskussionen oft vorgehalten, um mich davon zu überzeugen, dass es ohne eine drastische Steigerung der Weltagrarproduktion nicht geht.

Doch diese Argumentation setzt voraus, dass eine Übertragung unserer westlichen Ernährungsstile auf den Rest der Weltbevölkerung möglich wäre. Dass das Unfug ist, kann man mit einer relativ einfachen Rechnung erklären: Wenn man den Futtereinsatz, der zur Erzeugung unserer tierischen

Nahrungsmittel erforderlich ist, mit unserem durchschnittlichen Verbrauch multipliziert, kommt man zu einer Zahl, die angibt, wie viel Futtermittel auf jeden von uns im Durchschnitt entfallen. In diese Durchschnittszahl sind alle Vegetarier und Säuglinge eingerechnet.

Wenn man nun diese individuelle Futtermenge auf die sieben Milliarden Menschen, die derzeit unseren Planeten bevölkern, hochrechnet, kommt man zu der Futtermenge, die erforderlich wäre, um die Forderung »Alle müssen essen können wie wir« zu erfüllen.

Das Resultat ist ernüchternd. Selbst wenn man sich in der Rechnung auf die drei wichtigsten Fleischarten, auf Milch und auf Eier beschränkt, lautet das Ergebnis: Wollten alle Menschen dieser Erde so viele dieser Lebensmittel zu sich nehmen wie wir, wäre dafür eine Futtermenge von 2,366 Milliarden Tonnen erforderlich.

Die Getreidehandelsfirma Töpfer bezeichnet die Ernte 2013/2014 als Rekordernte: Das insgesamt in diesem Jahr geerntete Getreide veranschlagt sie mit 2,452 Milliarden Tonnen.

Futterbedarf bei der Fleisch-, Eier- und Milcherzeugung

	Kraftfutterverbrauch in kg	Verbrauch (Eier, Fleisch, Milch) je Einwohner		Futterverbrauch in Millionen Tonnen	
Produkt	je kg Schlachtgewicht, je Liter Milch und je Ei	Deutschland	Welt*	Welt bei deutschem Verbrauch	Welt derzeit
Schweinefleisch	2,8	54	15	1058	294
Geflügelfleisch	2	17	13	238	182
Rindfleisch	5,8	12	10	487	406
Milch	0,2	247	84	346	118
Eier	0,16	211	143	236	160
				2365	1160

* Weltbevölkerung: 7 Milliarden Menschen

Rechnet man nur Mais, Weizen, Gerste und Roggen sowie die Hälfte der Ölsaatenmenge (also den Teil, der nach der Ölgewinnung als Futter übrig bleibt) zusammen, kommt man selbst in diesem Ausnahmejahr nur auf eine Gesamtmenge von ca. 2 Milliarden Tonnen. Das heißt im Klartext: Würden alle Menschen auf diesem Planeten auch nur 85 Prozent der Menge an tierischen Proteinen zu sich nehmen, die wir in Deutschland für ein Grundrecht halten, dann wären zusätzlich zu den heute schon verfütterten 34 Prozent dieses Getreides auch die restlichen 66 Prozent im Futtertrog verschwunden. Dann könnte kein Stück Brot mehr gebacken, keine Schale Müsli mehr gerührt werden. Wer behauptet, man müsse nur eine neue Grüne Revolution lostreten und dann wäre das alles machbar, der lügt. Es gibt keine wie immer geartete Form von Landwirtschaft, die eine Ernährung mit einem hohen Anteil an tierischen Produkten, wie wir ihn gewohnt sind, im Weltmaßstab möglich machen könnte.

Das bedeutet im Umkehrschluss: Nicht die Erhöhung der Produktivität kann dafür sorgen, dass der Menschheit auch in künftigen Generationen ausreichend Nahrung zur Verfügung steht, sondern eine Veränderung unseres Ernährungsstils. Auch wenn ich damit etwas vorwegnehme, was es am Ende dieses Buches noch zu erörtern gilt, so kann ich doch nicht oft genug betonen, dass es dabei nicht um Verzicht im Sinne von Einschränkung geht. Eine Ernährung, die einen geringeren Anteil an tierischen Proteinen beinhaltet, wäre im Vergleich zum Status quo ein Zugewinn an Lebensqualität. Die Deutsche Gesellschaft für Ernährung empfiehlt einen Fleischkonsum (inkl. Wurst) von 300 bis 600 Gramm wöchentlich, was einem Viertel bis der Hälfte des durchschnittlichen Konsums der Deutschen entspricht.[10] Denn nicht wenige Krankheiten, die auch mit einer Überversorgung mit tierischem Fett und Eiweiß zu tun haben, sind hierzulande Volkskrankheiten: Übergewicht, Gicht, Cholesterin-Ungleichgewichte, Arterienverkalkung etc.

Ich habe zu oft erlebt, dass ich an dieser Stelle missverstanden werde, und deshalb möchte ich noch einmal betonen: Es geht mir nicht darum, dass die gesamte Welt sich zur veganen Ernährung bekehrt und auf jeglichen Verzehr tierischer Proteine verzichtet.

Sosehr ich respektiere, wenn jemand diese Wahl für sich trifft, so wenig halte ich das für eine mögliche Lösung im Weltmaßstab. Und das nicht nur, weil ich persönlich ausgesprochen gern Fleisch esse und es für die Massai – um ein extremes Beispiel zu nennen – eine ziemliche Zumutung wäre, ihre Rinder abzuschaffen und von Müsli zu leben. Sondern auch, weil wir dann nur noch von den 30 Prozent der Weltagrarfläche leben könnten, die aus Acker bestehen. Ich plädiere hingegen für einen Fleischkonsum und eine Tierhaltung, die den artgemäßen Ansprüchen der Tiere, den physiologischen Bedürfnissen der Menschen und den Ressourcen unseres Planeten entspricht.

200 Prozent erzeugen, um 100 Prozent zu essen?

Wenn die Verwendung dessen, was wir erzeugen, und nicht die erzeugte Menge selbst darüber entscheidet, ob ausreichend Nahrungsmittel für alle zur Verfügung stehen, dann müssen wir nicht nur über den Fleischverzehr nachdenken, sondern auch über das Wegwerfen von Lebensmitteln. Vor ein paar Jahren brachte es ein Dokumentarfilm zu Zuschauerzahlen, die für dieses Genre ungewöhnlich hoch sind. Der Film hieß »Taste the Waste« und hat das hohe Verdienst, ein Thema in die öffentliche Diskussion gebracht zu haben, das bislang nur in der Fachliteratur beachtet worden war. Es dürfte nicht oft vorkommen, dass aus Kinofilmen politische Programme werden, aber in diesem Fall ist das passiert. Die damalige Landwirtschaftsministerin Ilse Aigner machte sich das Thema zu eigen und startete mit ihrem Ministerium die Kampagne »zugutfuerdietonne.de«.

Gegenstand des Films von Valentin Thürn war das, was zwischen Acker und Stall einerseits und dem Teller andererseits mit den Nahrungsmitteln passiert. In eindrücklichen Bildern wurde gezeigt, wie riesige Brotmengen »entsorgt« werden und »Mülltaucher« aus den Tonnen im Hinterhof von Supermärkten makellose und frische Lebensmittel fischen und daraus köstliche Speisen zubereiten.

Die Zahlen, die die Filmemacher zwischen ihren Bildern präsentierten, waren allesamt wissenschaftlich belegt. Im Jahr 2009 hatte das britische »Waste & Resources Action Programme« eine ebenso umfangreiche wie detaillierte Studie darüber verfasst, wie viele Lebensmittel von schottischen Haushalten weggeworfen werden. Bedenkt man, dass Schotten eigentlich als sparsame Menschen gelten, dann ist das Ergebnis noch beeindruckender als ohnehin: Im Durchschnitt produziert jeder der 2,3 Millionen Haushalte 240 Kilogramm Nahrungsmittel-Müll. Davon wären 160 Kilogramm vermeidbar. Die Studie zeigt auch auf, dass ein Sechstel der Nahrungsmittel gar nicht erst aus der Verpackung geholt wird, in der es gekauft wurde. Wären den Schotten ihre Lebensmittel eine sorgfältigere Planung und Nutzung wert, könnte jeder Haushalt 500 Euro im Jahr sparen.

Auch in Wien gibt es ein Institut, das sich intensiv mit diesen Fragen befasst. Dort hat man auch die andere Seite der Ladentheke ins Visier genommen und recherchiert, wie viel schon weggeworfen wird, ehe es überhaupt verkauft wird. Nach einer im Herbst 2010 ausgestrahlten Sendung der ARD, die sich auf die Studien der Wiener Universität für Bodenkultur bezog, addiert sich der Abfall über die verschiedenen Stufen auf unglaubliche 50 Prozent aller Lebensmittel, die auf dem Acker, in der Bäckerei oder in anderen Stätten der Lebensmittelverarbeitung erzeugt werden. Zusammengerechnet ergibt das einen Betrag von 10 bis 20 Milliarden Euro jährlich in Deutschland – etwa das Doppelte dessen, was derzeit für Ökolebensmittel ausgegeben wird.

In absoluten Zahlen – die Beispiele stammen wieder aus Großbritannien – heißt das: Allein im Haushaltsmüll landen pro Tag 4,4 Millionen Äpfel, 2,8 Millionen Tomaten, 1,3 Millionen ungeöffnete Joghurtbecher, 1,2 Millionen Würstchen, 700 000 Tafeln Schokolade sowie 300 000 Fertiggerichte.

Es gibt wenig Grund zu der Annahme, dass sich die Zahlen in anderen Industrienationen deutlich von denen aus Österreich und Großbritannien unterscheiden. Eine 2011 vom Bundesministerium für Verbraucherschutz, Ernährung und Landwirtschaft in Auftrag gegebene Studie bestätigte den allarmierenden Sachverhalt jedenfalls für Deutschland. Ist es nicht pervers, eine Steigerung der Produktion von Lebensmitteln einzufordern, während ein solch verschwenderischer Umgang mit Nahrung der Normalfall ist? Man kann diesen Nachrichten allerdings auch eine positive Seite abgewinnen: Wir könnten rechnerisch doppelt so viele Menschen ernähren, ohne dass auch nur einer weniger bekäme, wenn wir das, was erzeugt wird, tatsächlich auch essen würden. In der Realität wären es sicher ein paar weniger, denn die Menge des Weggeworfenen wird niemals auf null zurückgehen. Aber dass hier eine gewaltige Reserve erschließbar wäre, ist offensichtlich – die in den Industrienationen weggeworfene Menge an Nahrungsmitteln entspricht der Menge, die in Afrika südlich der Sahara (»Subsahara-Afrika«) insgesamt erzeugt wird.

Dass nicht alle erzeugten Nahrungsmittel ihren Weg auf die Teller der Konsumenten finden, gilt aber nicht nur für die Industrienationen. Auch in Ländern, in denen es besonders vielen Menschen an Nahrung mangelt, kommt ein erschreckend hoher Anteil der landwirtschaftlichen Produktion nicht in den Verzehr. Allerdings handelt es sich hier nicht um »food waste«, also um das Wegwerfen von Lebensmitteln, die noch für den Verzehr geeignet wären. Im Gegenteil, in solchen Ländern sind die Armen auf den Verzehr von Nahrung angewiesen, die wir als ungenießbar entsorgen würden. In diesen Fällen geht es vielmehr um »post harvest losses«, um Nachernte-Verluste, die auf schlechte Lagerung, ungeeignete Transportmittel oder -wege oder ineffiziente Verarbeitungsketten zurückzuführen sind. Eine 2011 für die Ernährungsorganisation der Vereinten Nationen angestellte Studie[11] schätzt den »food waste« auf Ebene der Verbraucher in den USA und Europa auf 95 bis 115 Kilogramm/Kopf und Jahr, während die Zahl für Subsahara-Afrika und Süd/Südost-Asien nur bei 6 bis 11 Kilogramm liegt.

Wenn man aber alle Verluste zusammenzählt, kommen die Industrienationen auf 225 bis 300 Kilogramm pro Kopf und Jahr, und in den ärmsten Ländern des Südens sind es zwischen 130 und 170 Kilogramm, was angesichts einer deutlich geringeren landwirtschaftlichen Produktion auf einen ähnlich hohen Anteil an dem, was erzeugt wird, hinausläuft.

Nahrungsmittelverluste in Kilogramm pro Kopf und Jahr		
	vor dem Verkauf	nach dem Verkauf / Konsumenten
Europa	185	95
Nordamerika und Ozeanien	180	115
Asiatische Industriestaaten	165	65
Süd- und Südostasien	160	10
Afrika südlich der Sahara	180	30
Nordafrika, West- und Zentralasien	110	20
Lateinamerika	200	25

Auch für die Länder des Südens lautet die gute Nachricht aus diesen Daten: Der weitaus wirkmächtigste Hebel für eine Verbesserung des Nahrungsangebotes liegt nicht in der Steigerung der Produktion, sondern in Investitionen in Infrastruktur: für Erntetechnik und Lagerung auf der Ebene der Bauern oder der Zusammenschlüsse landwirtschaftlicher

Erzeuger; Investitionen in funktionsfähige Transportwege und geeignete Transportfahrzeuge, in moderne, aber den technischen Möglichkeiten vor Ort angepasste Verarbeitungseinrichtungen und in trockene, kühle und vor Schädlingen geschützte Lager in Verarbeitung und Handel. Dass solche Investitionen obendrein mehr Arbeitsplätze, volkswirtschaftliches Vermögen und Know-how schaffen als der Erwerb von Pestiziden und Düngemitteln, soll hier nicht unerwähnt bleiben.

Auch will ich wenigstens erwähnen, dass lokale oder regionale Wertschöpfungsketten – wo also die vor Ort benötigten Lebensmittel vor Ort erzeugt und verarbeitet werden oder in denen die Verarbeitung möglichst nah am Erzeuger stattfindet – nicht nur Arbeitsplätze in ländlichen Regionen schafft und der Landflucht vorbeugt, sondern auch Lebensmittelverluste vermindert. Denn so werden lange Transporte der besonders verderblichen Rohware verhindert, ebenso wie der von großen Handels- und Verarbeitungsunternehmen ausgehende Zwang zur Uniformität von Produkten wie Kartoffeln oder Möhren, die eine wesentliche Ursache sind, weshalb so viele Erzeugnisse aussortiert werden. Und wenn Verarbeitungsabfälle entstehen, dann können die vor Ort in die betrieblichen Kreisläufe der Bauernhöfe eingespeist werden – sei es als Futter oder als Kompost und damit als wertvoller Dünger.

Nein, nicht die Produktivität steht an erster Stelle, wenn es um die globale Ernährungssicherung geht, sondern der Erhalt der fruchtbaren Böden, die Abwehr von sich verschlechternden Produktionsbedingungen vor allem durch den Klimawandel. Für den Hunger so vieler Menschen liegt der

Schlüssel zur Lösung des Problems im Zugang zu Nahrung und Einkommen. Und was die Menge an verfügbarer Nahrung betrifft, so birgt die bessere Verwendung dessen, was produziert wird, einen entschieden wirksameren Hebel als höhere Produktionsmengen auf dem Acker und im Stall.

Aber was, werden Sie mich fragen, ist gegen höhere Erträge einzuwenden?

Natürlich gar nichts! Denn auch wenn in der globalen Summe in höherer Produktivität nicht die Lösung des Hungerproblems liegt, so hängen doch die Einkommen der einzelnen Bauern und vielerorts ihre Möglichkeit zur Ernährungssicherung durch Selbstversorgung von möglichst hohen Erträgen ab.

Deshalb müssen wir uns jetzt der zweiten meiner Thesen zuwenden: dass die industrielle Landwirtschaft, wie sie zur Produktivitätssteigerung von BASF, Monsanto, Bayer, Syngenta und all den anderen Protagonisten der Agrarchemie empfohlen wird, auf Dauer nicht funktioniert.

Nur Effizienz zählt

Die Landwirtschaft ist der einzige Wirtschaftszweig, auf dessen Erzeugnisse jeder Mensch kontinuierlich, Tag für Tag, angewiesen ist. Allein deshalb können wir Landwirte nicht behaupten, was wir tun und lassen, gehe außer uns niemanden etwas an. Zudem gehen wir gleichzeitig mehr als jede andere Berufsgruppe mit öffentlichen und in der Regel sehr knappen und endlichen Gütern um:

- Wir gestalten die Landschaft.
- Wir produzieren Treibhausgase und beeinflussen so den Klimawandel.
- Wir wirken auf die biologische Vielfalt und auf die Fruchtbarkeit des Bodens und damit auf die Grundlagen der Nahrungserzeugung ein.
- Auf den von uns bewirtschafteten Flächen entsteht ein Großteil des Trinkwassers, weil sie den Niederschlag aufnehmen und ins Grundwasser weiterleiten. Dabei kann das Wasser aber auch Stoffe mitnehmen, die der Qualität des Trinkwassers abträglich sind: Nitrat, Pestizid-Wirkstoffe und ihre Abbauprodukte sowie Rückstände aus Medikamenten und Hormonen aus Mist und Gülle.
- Spätestens seit der Tierschutz Verfassungsrang erhalten hat, ist auch das Wohlbefinden unserer Nutztiere zum öffentlichen Rechtsgut geworden.

- Und schließlich greifen wir zusammen mit anderen Wirtschaftszweigen auf knappe Ressourcen zu, wobei an erster Stelle fossile Energien und Phosphat zu nennen wären.

Deshalb können wir als Landwirte nicht einfordern, der Rest der Gesellschaft möge sich gefälligst aus unserem Tun und Lassen heraushalten, und die Gesellschaft kann nicht so tun, als habe sie keine Verantwortung dafür, welche Art von Landwirtschaft für ihre Ernährung sorgt.

Und weil unsere Landwirtschaft mit so endlichen, knappen Gütern umgeht, die der heutigen und den folgenden Generationen gehören, ist »Produktivität« ein ungeeignetes Beurteilungskriterium. Dieser Begriff beschreibt die Effektivität der Landwirtschaft und gibt eine Antwort auf die Frage »Wie viel kommt am Ende dabei heraus?«. In der Regel ist die Bezugsgröße die Fläche (Hektar) oder die Arbeitskraft (Stunde).

Die entscheidende Frage aber lautet: Wie viel der knappen Ressourcen müssen wir aufwenden? Wie verhält sich das zu dem, was wir produzieren, und welche Auswirkungen hat das auf die Allgemeingüter? Die Antwort darauf steckt im Begriff der »Effizienz«.

Die industrielle Landwirtschaft, die deshalb »konventionell« heißt, weil sie in unseren Breiten zum Regelfall geworden ist, ist nachprüfbar sehr effektiv. Sie produziert große Mengen an Nahrungsmitteln zu unglaublich günstigen Preisen. Ihre *Produktivität* beschert uns ein schier unübersehbares Angebot, aus dem wir unsere Ernährung mit durchschnittlich gerade einmal 10 bis 12 Prozent unseres Einkommens bestreiten können – ein Wert, der nach dem Zweiten Weltkrieg noch bei etwa 50 Prozent lag. Aber diese Landwirtschaft ist nicht zukunftsfähig, weil sie nicht *effizient* ist.

An dieser Stelle wäre es für das Verständnis meiner Argumente hilfreich, wenn ich definieren würde, was ich unter »industrieller Landwirtschaft« verstehe. Da uns das aber aus dem Fluss der Überlegungen brächte, finden Sie eine solche Definition im Anhang I am Ende des Buches. Ich habe sie anlässlich einer Debatte innerhalb des Naturland-Verbandes vorgetragen, bei der es darum ging, den ebenfalls oft gebrauchten, aber schwer zu fassenden Begriff »bäuerliche Landwirtschaft« einzugrenzen.

Und nun zurück zu meiner Behauptung, die industrielle Landwirtschaft sei nicht effizient. Ich will sie an drei Beispielen erläutern. Beim ersten geht es um die Inanspruchnahme knapper Ressourcen, insbesondere fossile Energie und Phosphat. Beim zweiten geht es um Biodiversität und beim dritten um die industrielle Tierhaltung.

Künstlicher Stickstoff: Treibstoff der industrialisierten Landwirtschaft

Es ist nur wenig mehr als hundert Jahre her, im Vorfeld des Ersten Weltkriegs, da machten sich die Rohstoffstrategen der Welt sorgenvoll Gedanken um die Zukunft des Schießpulvers. Vor allem in den Kriegen, die die europäischen Staaten führten, wurden ungeheure Mengen Salpeter gebraucht, aus dem Schießpulver hergestellt wird. Dieser Rohstoff stammte von den Küsten Nordchiles. Dort wurde das Natriumnitrat, das in Millionen Jahren aus Vogelkot entstanden war, abgebaut und mit Segelfrachtern nach Europa verschifft. Außer für das Abfeuern von Kanonen und Gewehren eignete sich Chilesalpeter auch als Dünger. Durch die Seeblockade der Alliierten wurde die Verfügbarkeit von künstlichem Stickstoff, der Alternative zu Salpeter, ab 1914 für die Achsenmächte zu einer Überlebensfrage. So wurde das durch die Chemiker Fritz Haber und Carl Bosch entwickelte Verfahren zur Bindung des Luftstickstoffs, das 1910 durch die BASF zum Patent angemeldet worden war, zur Grundlage für eine Revolution nicht nur der Kriegführung, sondern auch der Landwirtschaft.

Als Zentralatom in den Aminosäuren, aus denen Eiweiß, der wichtigste Baustein aller Lebewesen, gebildet wird, ist Stickstoff (N) unabdingbar für das Pflanzenwachstum. Stickstofflieferanten waren bis zur Einführung des Chilesalpeters der Mist aus dem Stall, das Protein aller Lebewesen des Bodens, die organischen Bestandteile des Bodens (»Humus«) und die Leguminosen. Diese Arten dieser besonderen Pflanzenfamilie (zum Beispiel Klee, Luzerne oder Erbsen) gehen an ihren Wurzeln eine Symbiose mit Bakterien ein, die in der Lage sind, den Luftstickstoff zu binden und ihn in den Proteinen ihrer Wirtspflanzen und ihrer eigenen Körpermasse abzuspeichern.

Mit Hilfe des vergleichsweise billigen Stickstoffdüngers konnte die Begrenztheit dieser Quellen überwunden werden. Das schuf die Voraussetzung, dass die Erträge so wichtiger Feldfrüchte wie Getreide oder Kartoffeln innerhalb weniger Jahrzehnte nahezu verfünffacht werden konnten. Diese Revolution machte den Ackerbau weitgehend unabhängig von der Fruchtbarkeit des Bodens und seiner Fähigkeit, Nährstoffe zu mobilisieren. Er wurde – etwas überspitzt ausgedrückt – zu einem Substrat, ähnlich der Watte, auf der Kresse wächst. Seine Funktion war nun darauf beschränkt, die Nährstoffe aus der Düngung zur Wurzel zu leiten und dieser Halt zu geben, damit die Pflanze nicht umfällt. Die Verfügbarkeit künstlich hergestellten Stichstoffdüngers war die Geburtsstunde der industriellen Landwirtschaft. Die neuen Möglichkeiten führten auch zu einem neuen Verständnis: Es ging bei der Düngung nicht mehr um eine Verbesserung der Bodenfruchtbarkeit, sondern um »Pflanzenernährung« – was auch die Bezeichnung eines entsprechenden Fachgebietes für Forschung und Lehre im Pflanzenbau ist.

Lange Zeit konntc man den durch künstlichen Stickstoff möglichen Ertragsfortschritt nur in geringem Umfang nutzen, weil man der Pflanzenkrankheiten nicht Herr werden konnte, die durch den Dünger zum Problem wurden. Erst als (vor allem) in der zweiten Hälfte des 20. Jahrhunderts die Agrarchemie die erforderlichen Pestizide entwickelt hatte, konnten, unterstützt durch die Pflanzenzüchtung, die Erträge auf das heutige Niveau geschraubt werden.

Am Beispiel des Weizens kann man diesen Zusammenhang sehr schön erkennen:

Der Stickstoffeinsatz begünstigt nicht nur das Wachstum des Weizens, sondern auch des Unkrauts. Um damit fertig zu werden, spritzt der Landwirt vor dem Auflaufen der Saat oder danach ein Unkrautvernichtungsmittel, ein *Herbizid,* das so spezifisch ist, dass es fast alle anderen Pflanzen abtötet, nicht aber den Weizen.

Der Stickstoff ermöglicht es, sehr viel dichtere – also aus sehr viel mehr Halmen je Quadratmeter bestehende – Bestände zu erzeugen. Das vermindert aber die Luftbewegung im Weizenbestand, was wiederum die Ausbreitung von Pilzen begünstigt.

Weil das Überangebot an Stickstoff zudem die Zellwände in der Pflanze weicher und weniger widerstandsfähig macht, haben Pilzkrankheiten wie Mehltau, diverse Roste, Fusarien etc. leichtes Spiel. Nun werden *Fungizide* eingesetzt, um die Pilze zu bekämpfen. Diese Spritzmittel wirken sehr selektiv auf spezielle Pilzarten, weshalb man genau wissen muss, welche Pustel auf dem Blatt von welchem Pilz verursacht wurde. Mit dem richtigen Mittel wird dann genau dieser Pilz abgetötet. Dummerweise leben aber viele Pilze in Konkurrenz zueinander auf einer Weizenpflanze, und im Normalfall, wenn sie keine Idealbedingungen durch Stickstoffdüngung erhalten, bleiben diese Arten untereinander in Konkurrenz, keine von ihnen nimmt überhand. Wird aber eine Gruppe von Pilzen abgetötet, kann eine andere die entstandene Nische auf dem Weizenblatt für sich nutzen und wird so zu einem Schadorganismus, gegen den nun ebenfalls chemisch vorgegangen werden muss.

Dank der Stickstoffdüngung wachsen die Halme nicht nur dichter, sondern auch höher. Das aber verringert im Zusammenspiel mit den weicheren Zellwänden ihre Stabilität. Damit starker Wind und Regen den Weizen nicht umknicken (»ins Lager gehen« nennt das der Fachmann), muss der Halm eingekürzt werden. Das geschieht durch ein weiteres Spritzmittel, einen sogenannten *Halmverkürzer,* der durch Eingriff in den Hormonhaushalt des Weizens dafür sorgt, dass die Abschnitte zwischen den einzelnen Halmknoten nicht mehr so lang werden. Das aber führt dazu, dass das oberste Blatt, das »Fahnenblatt«, näher an die Ähre rückt, weil auch der oberste Halmabschnitt recht kurz bleibt. Das wiederum erleichtert es den Pilzen, die auf dem Fahnenblatt siedeln, die Ähre zu infizieren. Weshalb kurz vor der Abreife noch ein Ährenfungizid zum Einsatz kommt, um die Kornerbildung vor der ertragsreduzierenden Wirkung der Ährenpilze zu schützen.

Dass mit viel Stickstoff gedüngte Weizenbestände ein dunkleres Grün zeigen, als das ohne die Düngung der Fall wäre, wirkt auf Schadinsekten – zum Beispiel Blattläuse – wie ein Magnet. Mit besonderer Lust befallen sie solche Bestände und sorgen saugend oder fressend für eine Verminderung der grünen Blattflächen, die für die Ertragsbildung durch Photosynthese benötigt werden. Ist das der Fall, muss ein *Insektizid* für Abhilfe schaffen. Zu guter letzt sorgt das Überangebot an Stickstoff dafür, dass die Abreife des Weizens verzögert wird. Damit er trotzdem problemlos gedroschen werden kann, wird manchmal – keineswegs immer – die endgültige Reife (»Totreife«) künstlich herbeigeführt, indem ein *Totalherbizid* wie Round up (Glyphosat) eingesetzt wird. Das bringt jede grüne Pflanze zum Absterben – eben auch den Weizen.

Auch wenn es nicht abwegig ist anzunehmen, dass die Vielfalt der eingesetzten naturfremden und synthetischen Stoffen auf den Menschen und auf seine Umwelt unerwünschte Nebenwirkungen entfalten, so gehen die Nachteile des Stickstoffeinsatzes über dieses Problemfeld hinaus.

Zunächst einmal braucht die Herstellung von Stickstoffdünger Energie – und zwar mehr Energie, als für den Betrieb der Landmaschinen benötigt wird[1]. Weltweit werden rund 2 Prozent des Primärenergie-Verbrauchs zur Stickstoff-Synthese benötigt.[2] Angesichts schwindender Vorräte an fossiler Energie stellt sich dringend die Frage, ob es nicht sinnvoll wäre, eine weniger energieabhängige Produktionsweise zu befürworten.

Weit problematischer ist, dass bei einem Gesamt-Stickstoffeinsatz von 200 kg/ha (hier sind der Stickstoff aus Gülle und Mist und sonstige Einträge mitgerechnet[3]) gerade einmal die Hälfte des Nährstoffs von den Pflanzen aufgenommen wird. Die Bundesregierung hatte 1990 als Zielmarke vorgegeben, dass bis 2010 die *Überschüsse* aus der Stickstoffdüngung unter 80 kg/ha gesenkt werden müssten. Zwar gelang es, sie bis zum Jahr 2000 von 145 Kilogramm auf rund 100 Kilogramm abzusenken, doch seitdem steigen sie wieder leicht an. Weil Deutschland vor Malta aber nach allen anderen Mitgliedsstaaten die schlechtesten Nitrat-Überschuss-Werte der EU aufweist, hat die EU-Kommission im Sommer 2014 mit einem Vertragsverletzungsverfahren gedroht.

Die Überschuss-Werte bedeuten im Klartext, dass deutlich über die Hälfte des Stickstoffs, der gedüngt wird, in die Gewässer entsorgt oder als Treibhausgase an die Atmosphäre abgegeben wird. Dabei dürfte die industrielle Tierhaltung eine größere Rolle spielen als der Ackerbau. Denn durch deren konzentriert auftretende Menge an Hühnerkot, Schweine- und Rindergülle gelangt punktuell besonders viel Stickstoff in den Boden. Dasselbe gilt auch für die Überdüngung von Böden mit Phosphat.

Im Übermaß vorhandener Stickstoff verursacht gleich mehrere Probleme: die Beschleunigung des Klimawandels durch Bildung von Stickoxiden und Ammoniak, eine Verunreinigung des Grundwassers und damit die Bildung von Nitrat im Trinkwasser (Krebsgefährdung) sowie die Überdüngung von Oberflächengewässern.

Zwar hat sich in manchen Regionen Deutschlands die Nitratbelastung des Grundwassers vermindert. Vor allem an den Brennpunkten der industriellen Tierproduktion nimmt sie aber noch immer zu. So sind in Niedersachsen nur 40 Prozent der Brunnen ohne besondere Aufbereitungsmaßnahmen zur Trinkwassergewinnung geeignet. 2014 hat die Europäische Union sogar ein Vertragsverletzungsverfahren gegen Deutschland eröffnet, weil es nicht genug gegen diese Missstände unternimmt.

Noch ehe im Frühjahr 2010 die Explosion der Ölplattform »Deepwater Horizon« die Aufmerksamkeit der Weltöffentlichkeit auf die Umweltkatastrophe im Golf von Mexiko lenkte, hatte dort ein ökologisches Debakel begonnen, das ebenso weitreichende Folgen hatte, aber mangels ölverschmierter Pelikane keine fernsehtauglichen Bilder lieferte: die Ausbreitung einer Todeszone im Mississippi-Mündungsgebiet. Dort wurde durch die Überdüngung aus den flussaufwärts gelegenen Ackerbaugebieten, die vom Mississippi und Missouri, dem viertlängsten Flusssystem der Erde, durchflossen werden, das Algenwachstum so angeheizt, dass kaum noch Sauerstoff vorhanden war. Forscher der University of Maryland berichteten im Frühjahr 2010 in der Fachzeitschrift *Science*, dass diese Todeszonen durch die Produktion von Stickoxiden die Ozonschicht beschädigen und zur globalen Erwärmung beitragen. Sie führen aber auf einem noch viel direkteren Weg zur Verminderung der Nahrungsproduktion, weil in diesen Zonen alles Leben auf dem Meeresboden abstirbt. So wird die Nahrungskette unterbrochen, die zur Entstehung von Fischbeständen erforderlich ist.

Solche Todeszonen gibt es weltweit. Das Umweltprogramm der Vereinten Nationen UNEP listete im Sommer 2012 169 solche Gebiete auf. Davon seien nur 13 dabei, sich zu erholen, so der Bericht, 415 weitere Gebiete stünden hingegen kurz davor, dass auch ihnen durch den Zufluss von Düngemitteln der Erstickungstod drohe.[4] Jährlich werden nach Angaben der UNEP 120 Millionen Tonnen Stickstoff weltweit als Düngemittel verwendet. Nur etwa 20 Millionen bleiben allerdings in der Nahrungskette. Der Rest wird über die Flüsse in die Meere gespült, lautet das erschreckende Ergebnis dieser Studie.

Im November 2010 versuchte das Schwedische Meteorologische Institut in Göteborg, die Öffentlichkeit wachzurütteln. Es verwies darauf, dass die Todeszone auf dem Boden der Ostsee immer schneller wächst. Bereits ein Fünftel der Böden in der Kern-Ostsee zwischen Dänemark und den Åland-Inseln ist demnach ohne Sauerstoff. Ein weiteres Drittel der Meeresböden ist angesichts des fortschreitenden Sauerstoffmangels vom gleichen Schicksal bedroht. Laut einem Bericht der *taz* vom 8.11.2008, der sich auf Rutger Rosenberg, Professor für Meeresökologie an der Universität Göteborg, bezog, haben sich die permanenten Todeszonen in der Ostsee seit den 60er Jahren alle zehn Jahre verdoppelt. Sie umfassen gegenwärtig mit rund 70 000 Quadratkilometern ein Gebiet, das so groß ist wie ein Fünftel der Bundesrepublik. Damit wächst nicht nur die Gefahr giftiger Algenblüten, sondern 30 bis 50 Prozent der tierischen Biomasse in der Ostsee sind in den letzten fünf Jahrzehnten verschwunden. Laut Rosenberg fehlen damit bis zu drei Millionen Tonnen Bodenlebewesen auf der Speisekarte der Fische. Diese Entwicklung ist dabei, auch alle Anstrengungen, über verminderte Fischereiquoten die Erholung der Kabeljaubestände zu verbessern, zunichtezumachen. In dem immer sauerstoffärmeren Wasser hätte der Ostseekabeljau keine Chance, sich zu reproduzieren: »Die Kabeljaueier können nicht überleben, und das droht die Bestände ganz auszulöschen.«

In Milliarden Jahren entstanden, in wenigen Jahrzehnten verbraucht: Phosphat

Ein weiterer Nährstoff trägt zum übermäßigen Algenwachstum – insbesondere der giftigen Blaualgen – bei. Dieser Nährstoff gehört zusammen mit Stickstoff und dem weniger problematischen, weil weniger löslichen Kalium zu den drei »Grundnährstoffen«, die in der Pflanzenproduktion erforderlich sind: N (Stickstoff), P (Phosphat) und K (Kalium). Phosphat ist für Pflanze, Tier und Mensch essenziell, denn es spielt eine wesentliche Rolle im Energiestoffwechsel und beim Knochenaufbau. Da es uns schon lange nicht mehr gelingt, diesen Nährstoff im Kreislauf zu halten – ein Grundproblem, auf das wir noch zu sprechen kommen müssen –, wird es wie auf einer Einbahnstraße durch den landwirtschaftlichen Produktionsprozess geschleust. Das Phosphat stammt aus räumlich eng begrenzten Vorkommen, wo es abgebaut wird. Diese Lagerstätten liegen im nördlichen Afrika, in Jordanien, den Vereinigten Staaten (Florida), Russland (Kola-Halbinsel), Südafrika und China. Nur ein Fünftel des Phosphats, das für die Landwirtschaft aus der Erde gegraben wird, trägt tatsächlich zu dem bei, was wir produzieren. Der Rest verschmutzt entweder irgendwo das Wasser, reichert sich in Böden an oder füllt die Deponien.[5] Dass sich die Fachleute darüber streiten, ob angesichts der Entwicklung von Produktion und Verbrauch die Phosphatvorräte in 20, 50 oder 150 Jahren zur Neige gehen, kommt mir angesichts dieser Verschwendung ziemlich irrelevant vor. Unser Hof ist seit 500 Jahren im Besitz unserer Familie – wie könnte ich da auf die Idee kommen, die Aussicht, noch 150 Jahre zurechtzukommen, sei beruhigend? Ganz abgesehen von der Vorstellung, dass wir so lange fortfahren – oder es gar intensivieren –, Millionen von Tonnen des zur Neige gehenden Rohstoffs in die Weltmeere zu entsorgen?

Die Wissenschaftler des bereits erwähnten schwedischen Instituts beziffern den jährlichen Stickstoffeintrag in die Ostsee mit 1,4 Millionen Tonnen, den von Phosphat mit 600 000 Tonnen. Wollte man diese Düngemittel mit Lkw transportieren, müsste man auf der kompletten Strecke von Travemünde bis Palermo Lastwagen an Lastwagen reihen – und zusätzlich noch alle Parkplätze Siziliens füllen![6]

Es tut mir leid, dass ich Sie in den letzten Minuten so mit Zahlen zuschütten musste – aber ich weiß keinen anderen Weg, um auf ausreichend drastische Weise deutlich zu machen, dass meine These nicht an den Haaren herbeigezogen ist: Diese industrielle Landwirtschaft, wie wir sie heute vorfinden, ist ohne jeden Zweifel produktiv. Sie ist in der Lage, enorme Mengen an Futtermitteln, Nahrungsmitteln und Produkten tierischen Ursprungs zur Verfügung zu stellen. Effizient hingegen ist sie nicht!

Die Axt an der Wurzel: Landwirtschaft gegen Biodiversität

Biodiversität ist ein sehr akademischer Begriff, mit dem die meisten Menschen, denen ich begegne, nichts anfangen können. Aber auch wenn man ihn mit dem Ausdruck »biologische Vielfalt« übersetzt und erklärt, dass es um die Artenvielfalt bei Tieren und Pflanzen und um die Entwicklung der Populationen innerhalb von Arten geht, wird den wenigsten klar, was das mit ihnen zu tun haben soll. Dass Schmetterlingskundler und Ornithologen sich grämen, wenn der Bestand einer Art nicht mehr gesichert ist oder sie gänzlich aus ihrem Lebensraum verschwindet, will man ja gerne zugestehen. Aber was geht das den Rest der Bevölkerung an?

Ich bitte Sie, mir für die Antwort auf diese Frage auf einen kleinen Umweg zu folgen, auf dem es um einen ebenfalls komplizierten Begriff geht, nämlich um »Ökosystem-Leistungen«. Ökosysteme, das sind miteinander in Zusammenhang und in Wechselwirkung zueinander stehende lebende Organismen und dazu die nicht lebenden Komponenten, wie etwa Wasser, Sand oder Luft. Man kann einen einzelnen Baumstumpf als Ökosystem definieren, mit all den verschiedenen Organismen, zum Beispiel Käfer, die ihn zersetzen. Wenn ein Vogel kommt, der einen der Käfer fängt und ihn ins Nest seiner Kleinen trägt, macht er uns deutlich, dass es in letzter Konsequenz nur ein Ökosystem gibt: das unseres

Planeten, auf dem und von dem wir leben. Von uns Menschen aus betrachtet, gibt es vielfältige Dienstleistungen des globalen Ökosystems, auf die wir angewiesen sind: die Produktion von Nahrung zuallererst. Ebenso die Bereitstellung von Wasser oder von Sauerstoff, den Ausgleich von Temperaturextremen und die Produktion von Medikamentenwirkstoffen und Baumaterial, das Auffangen und Festhalten von Niederschlagswasser, so dass nicht jeder größere Regen zu Überschwemmungen führt – all das sind Beispiele für die Unterschiedlichkeit solcher Dienstleistungen.

Das perfekte Funktionieren des globalen Ökosystems seit ungefähr zehn Jahrtausenden ist die Voraussetzung dafür, dass die Menschheit so günstige Lebensbedingungen auf unserem Planeten vorfindet und dass sie sich bis in seine letzten Winkel ausbreiten konnte. Erdgeschichtlich nennt man diese Zeitspanne das Holozän. Es ist insbesondere durch außerordentlich stabile Verhältnisse im Hinblick auf den Wechsel der Temperatur, die Verteilung der Niederschläge und die Zusammensetzung der Atmosphäre gekennzeichnet. In der Mitte des 19. Jahrhunderts begann die Industrialisierung und damit die massive Nutzung fossiler Energien, die beschleunigte Ausbeutung von in der Erdkruste gelagerten Stoffen und zunehmend auch die Synthese und Ausbreitung von Substanzen, die in der Erdgeschichte bislang nicht existiert hatten. Die Bevölkerungsexplosion ab Mitte des 20. Jahrhunderts macht es nötig, dass wir uns seit geraumer Zeit damit beschäftigen müssen, wie wir das Antlitz der Erde umgestalten. All die menschlichen Aktivitäten der vergangenen Jahrzehnte zeitigen so massive Auswirkungen auf unser Ökosystem, dass viele Geowissenschaftler das Holozän für beendet halten und das erste Erdzeitalter seit Entstehen unseres Planeten proklamieren, das durch die Aktivität einer einzigen Art – durch den homo sapiens – geprägt ist. Sie nennen es deshalb das Anthropozän.

Und sie stellen die besorgte Frage, ob in diesem Zeitalter die Stabilität des vorangegangenen nicht so stark beeinträchtigt wird, dass es schon bald mit den für unsere Spezies so komfortablen Lebensbedingungen auf der Erde vorbei sein wird. Im Jahr 2009 stellte eine Gruppe der weltweit führenden Geowissenschaftler ein Konzept vor, das für große Aufmerksamkeit wie für heftige Auseinandersetzungen gesorgt hat, inzwischen aber zu einem festen Begriff in der ökologischen Zukunftsdiskussion geworden ist: die »Planetary Boundaries«. Die an der Studie beteiligten Wissenschaftler identifizierten zehn Parameter, die für die Stabilität des Ökosystems ausschlaggebend sind. Zwei davon haben wir oben bereits besprochen: die Kreisläufe von Stickstoff und Phosphat. Für jeden dieser Stoffe definieren sie Grenzwerte, ab deren Überschreitung sie mit gefährlichen Ungleichgewichten rechnen. Was dann genau passiert, halten sie für nicht vorhersehbar. Sie sind sich aber sicher, dass die bis dahin nur graduell wahrnehmbaren Veränderungen nach Erreichung von »tipping points« nicht mehr linear verlaufen, sondern durch ein plötzliches Umkippen dramatische Ausmaße annehmen werden.

Drei von zehn Parametern, die die Wissenschaftler in ihrem Modell beschreiben, haben den für sicher gehaltenen grünen Bereich bereits überschritten: Klimawandel, Stickstoffkreislauf und Verlust der Biodiversität. Letzteres am weitesten. Es ist der Bereich, um den es in diesem Kapitel geht: der Rückgang der biologischen Vielfalt.

Der Phosphorkreislauf, die Versauerung der Ozeane, die Änderung der Landnutzung und der Abbau der Ozonschicht geben ebenfalls Anlass zur Sorge – auch diese Entwicklungen beeinflussen die Ernährungssituation auf unserem Planeten.

Wie schwer das alles für die Ernährung der Menschheit wiegt, kann man am leichtesten am Beispiel der Bestäubung erklären. Die FAO gibt an, dass von den mehr als 100 Feldfruchtarten, die zu 90 Prozent die Lebensgrundlage der Menschen in 146 Staaten bilden, 71 Prozent von Bienen bestäubt werden. Es dürfte kaum noch jemanden geben, der nicht mitbekommen hätte, dass es mit diesen Tieren weltweit ein Problem gibt: Ein in weiten Teilen rätselhaftes Bienensterben dezimiert seit Jahren den Bestand.

In den USA ist er bei vier der in diesem Land weitverbreiteten Arten von Bienen in den letzten Jahrzehnten um rund 96 Prozent zurückgegangen. Die Zahlen für Großbritannien sind ähnlich alarmierend. Einige Bienenarten sind in den letzten Jahren komplett ausgestorben, andere Arten wurden seit den 70er Jahren um bis zu 70 Prozent reduziert. Über die Gründe hierfür ist ein intensiver Streit entbrannt. Die Imkerverbände machen vor allem Insektizide – insbesondere aus der Gruppe der vornehmlich von der Bayer AG hergestellten Neonicotinoide – verantwortlich. Die Pflanzenschutzindustrie weist die Vorwürfe vehement zurück.

Worüber sich aber alle Fachleute einig sind, ist die Erkenntnis, dass das Bienensterben ein multifaktorielles Geschehen ist, also auf das Zusammenspiel mehrerer Einflussfaktoren zurückgeht. Dazu zählen Parasiten (vor allem die Varroa-Milbe), Infektionserreger, Umweltstress, lange Transporte, einseitige Ernährung infolge von Monokulturen, Mangel an pollen- und nektarliefernden Trachten, gentechnisch veränderte Pflanzen, elektromagnetische Strahlung, der Einsatz von antimikrobiellen und akariziden Arzneimitteln (Pestizide oder Biozide zur Bekämpfung von Milben und Zecken) gegen Bienenkrankheiten und vieles andere mehr. Dass dazu der Einsatz von Pestiziden in der Landwirtschaft *nicht* gehören soll, wird von den Imkerverbänden und von etlichen anderen wissenschaftlichen Studien bestritten.[7] Sie sehen im Einsatz dieser für das konventionelle Landbausystem so unabdingbaren chemischen Substanzen sogar die Hauptursache für das Bienensterben.

Die wirtschaftlichen Auswirkungen des Bienensterbens sind gewaltig. Der jährliche Wert ihrer Bestäubungsleistung wird weltweit auf 224 Milliarden US-Dollar geschätzt. Im September 2010 veröffentlichte die British Ecological Society eine Studie, nach der die Existenz der indischen Gemüsebauern – und die stehen weltweit an Platz zwei hinter China, was den Produktionswert betrifft – durch den Rückgang an Bestäuberinsekten bedroht sei. Ähnlich wie den indischen Kleinbauern geht es den Farmern in Kalifornien, die in ihren riesigen Obstplantagen ebenfalls auf die Bienen angewiesen sind. Dort gibt es Imker, deren Einkommen nicht aus dem Verkauf von Honig, sondern aus den Zahlungen der Farmer besteht. Die entlohnen sie dafür, dass sie mit ihren auf Lastwagen aufgestapelten Bienenstöcken in der Blütezeit neben den Plantagen Aufstellung nehmen.

Bienen sind nur das augenscheinlichste und am leichtesten nachvollziehbare Beispiel dafür, dass Biodiversität nicht das Anliegen dickbrilliger Botaniker und verschrobener Insektenforscher ist, sondern die Voraussetzung unserer (land-) wirtschaftlichen Existenz und unserer Ernährung. Wer den Film *More than Honey* gesehen hat, hat durch dessen beeindruckende Bilder eine Vorstellung davon bekommen. Unvergesslich ist mir die Szene, in der chinesische Wanderarbeiter in Apfelbäumen herumklettern, um mit Hilfe von Baumwollwedeln die Bestäubung vorzunehmen – weil es dort eben keine Bienen mehr gibt.

Wie vielfältig der Nutzen der Biodiversität auch auf ganz anderen Feldern ist, belegt eine im Magazin *Nature,* einer der renommiertesten naturwissenschaftlichen Fachzeitschriften, veröffentlichten Studie,[8] nach der ein direkter Zusammenhang zwischen Artenvielfalt und dem Risiko der Ausbreitung von Infektionskrankheiten besteht: Das Risiko steigt mit dem Rückgang der Vielfalt. Ein weiteres Beispiel ist eine Untersuchung, die von der TU München gemeinsam mit der University of Minnesota 14 Jahre lang auf 2200 Hektar Grasland angestellt worden ist. Sie konnte nachweisen, dass der Futterertrag von Grünland steigt, wenn die Vielfalt der Pflanzenarten – und mit ihr der im Boden lebenden Organismen – zunimmt. Jede zusätzliche Art, so die Forscher, steigert signifikant den Ertrag.[9]

Auch der Zusammenhang zwischen abnehmender Artenvielfalt in Böden und steigendem Hochwasserrisiko ist ebenso gut belegt wie leicht nachvollziehbar: Je lebendiger ein Boden, desto lockerer ist er und desto mehr Niederschlagswasser kann er aufnehmen. Am wichtigsten ist allerdings eine sehr grundsätzliche Funktion der Biodiversität: Sie macht Ökosysteme stabiler. Je weniger Vielfalt es gibt, desto leichter können sie durch Veränderungen und Störungen (wie sie beispielsweise der Klimawandel darstellt) ins Kippen geraten. Einen sehr anschaulichen Begriff für diesen Zusammenhang habe ich neulich aus dem Mund eines Landwirts gehört, der Vizepräsident der Niedersächsischen Landesjägerschaft ist: Artenvielfalt ist das »Immunsystem der Erde«.

Das Aussterben von Arten ist keineswegs ungewöhnlich. Ebenso wenig wie das Entstehen neuer Arten. Die Natur passt sich damit an Veränderungen an. Normalerweise hält sich ein Gleichgewicht zwischen diesen beiden Vorgängen. Die Vertreter des bereits vorgestellten Konzepts der »planetaren Grenzen« machen allerdings klar, dass von einem solchen Gleichgewicht seit Beginn der Industrialisierung immer weniger die Rede sein kann. Die Aussterberate hat seitdem ein Ausmaß erreicht, das es zuvor nur im Gefolge von Meteoriteneinschlägen oder einer Eiszeit gegeben hat. Und wenn sich die Zahl der Feldvögel seit 1980 halbiert hat,[10] dann ist das nicht deshalb eine schlimme Nachricht, weil es auf Feld und Wiesen weniger Piepmätze gibt. Sondern deshalb, weil dieser sichtbare Schwund ein Indikator dafür ist, was wir mit der Vielfalt des Lebens bis hinein ins winzigste Bodenleben bereits angerichtet haben.

Nun gibt es Ursachen für die abnehmende biologische Vielfalt außerhalb der Landwirtschaft. Aber wenn ein befreundeter Imker, der in Berlin Bienen hält, im Stadtgebiet von besserer Bienentracht, höherer Ausbeute und geringeren Bienenverlusten als im agrarisch geprägten Umland spricht, dann deshalb, weil dort die höchsten Belastungen entstehen. Der großflächige Anbau ein und derselben Frucht – womöglich noch, wie bei Mais – viele Jahre hintereinander, das Beseitigen von Feldrainen zur Vergrößerung der Flächen, der intensive Einsatz chemisch-synthetischer Stoffe – all das sind Maßnahmen, die ohne jeden Zweifel zu höherer Produktivität führen. Gemessen an der Wirkung auf die Biodiversität und deren immens wichtige Rolle für die Funktionsfähigkeit der Ökosysteme in der Zukunft ist diese Art zu wirtschaften aber eines sicher nicht: effizient!

Nur damit es nicht unerwähnt bleibt: Auch »innerhalb« der Landwirtschaft gibt es ein durch die Industrialisierung der Landwirtschaft entstandenes und in hohem Maß bedenkliches Vielfalts-Problem: die Agrobiodiversität, unter der man die Vielfalt an Arten, Sorten und Rassen von Nutzpflanzen und Tieren versteht, verzeichnet in den letzten Jahrzehnten einen dramatischen Rückgang. Auch hier geht es nicht um das private Hobby der Liebhaber des Bunten Bentheimer Schweins oder von Einkorn und Emmer, sondern um einen sehr speziellen und sehr wichtigen Teil unserer natürlichen Lebensgrundlagen. Denn die Tiere und Pflanzen, um die es hier geht, sind das Resultat der züchterischen Leistung von vielen, vielen Generationen. Der Verlust an Vielfalt bedeutet auch einen Verlust an genetischen Wahlmöglichkeiten, wenn es darum geht, durch Züchtung Anpassung an sich ändernde Lebensraumvoraussetzungen (wie sie zum Beispiel der Klimawandel schafft) vorzunehmen. Die Menschheit verliert damit an Flexibilität, und sie gerät in Abhängigkeit von immer wenigeren, die die Verfügungsgewalt über den Vorrat an Genen haben.

Am bedrohlichsten ist die Situation im Bereich der Geflügelzucht. So gibt es heute weltweit im Wesentlichen nur noch drei Unternehmen, die über den Großteil des Weltmarktes bei der Legehennenzucht verfügen, allen voran die deutsche Firmengruppe EW Group[11] und das niederländische Unternehmen Hendrix Genetics. 90 Prozent aller Legehennen weltweit (und fast 100 Prozent all derer, die in industriellen Legefabriken ihr Dasein fristen) sind Züchtungen dieser beiden Konzerne. Das verhilft nicht nur zwei internationalen »Playern« zu einer ungeheuren Macht über unsere Nahrungsmittel, es schafft auch eine gefährliche genetische Verengung – zum Beispiel für den Fall, dass sich Geflügelgrippeviren darauf spezialisieren, Tiere mit einer bestimmten genetischen Konstitution anzufallen. Ähnlich wie bei Hühnern und Puten sieht es bei den Schweinen aus, und bei den Rindern besitzt das Holstein Rind[12] mit einem Anteil von 90 Prozent aller weltweit gehaltenen Milchkühe schon fast ein Monopol!

Auch bei den Nutzpflanzen gibt es solche Konzentrationen, insbesondere beim Mais, der mit 817,1 Millionen Tonnen Jahresproduktion im Jahr 2009 einen Anteil von rund 33 Prozent an der Weltgetreideproduktion hat.

Hier gibt es jedoch noch ein anderes, oft übersehenes Problem: Durch die Konzentration der Ackerproduktion auf das, was die Franzosen »Grandes Cultures« nennen (Weizen, Mais, Gerste, Roggen, Hafer und Reis), hat sich nicht nur die Vielfalt auf den Feldern und in den Gärten der Menschheit und damit die Lebensräume für die Fauna und Flora, die diese Kulturen begleiten, verengt, sondern auch der Speisezettel fast aller Menschen.

Die Haitianer haben traditionell ungefähr hundert verschiedene Pflanzenarten angebaut, ehe der Fortschritt im Landbau auch sie auf die Produktion von Mais, Bohnen, (bei genügend vorhandenem Wasser) Reis und Maniok begrenzt hat. Dadurch ist ihre Versorgung mit Mineralien und Vitaminen, sekundären Pflanzeninhaltsstoffen – und was immer sonst noch in der Vielfalt die Bedürfnisse der menschlichen Gesundheit abdeckt – deutlich eingeschränkt worden. Und zudem hat die Ertragsfähigkeit ihrer kleinen Gärten gelitten, denn dort hat die Kombination vieler verschiedener Kulturen im Mischanbau für eine optimale Ausnutzung aller Nischen und damit für hohe Erträge gesorgt.

Die Einschränkung der Agrobiodiversität ist keine direkte Auswirkung eines bestimmten technischen Verfahrens im konventionellen Landbau. Sie ist es aber indirekt, weil die Konzentration auf wenige Tier- und Pflanzenarten die Bedingung für Rationalisierung, für Management-Vereinfachung darstellt. So ist sie eine offensichtlich unausweichliche Folge der Einführung des konventionellen Landbausystems. Sie hat überall dort stattgefunden, wo die »moderne«, industrielle Landwirtschaft die traditionelle Landwirtschaft abgelöst hat.

Darf's noch mehr sein?
Antibiotika an der Fleischtheke

Nirgendwo treten die Probleme industrieller Landwirtschaft schärfer auf als in der Tierhaltung und hier vor allem in den beiden Produktionszweigen, die sich am besten für automatisierte Abläufe eignen und damit immer größere Einheiten möglich machen: in der Geflügel- und in der Schweinehaltung. Es war schon die Rede davon, dass Rinder, Hühner und Schweine wegen des Einsatzes von Ackerfrüchten als Futter zum schärfsten Nahrungskonkurrenten des Menschen geworden sind.

Ebenso habe ich angesprochen, dass die intensive Tierhaltung die wesentliche Ursache für den Eintrag von Nitrat und Phosphat in das Grund- und Oberflächenwasser ist. Auf Karten, auf denen der Zustand der Gewässer farblich differenziert dargestellt ist, finden sich immer dort rote, bedrohte Zonen, wo eine intensive Tierhaltung die Agrarwirtschaft prägt – wie im Allgäu oder im Rottal, im Münsterland oder im Weser-Ems-Gebiet.

Damit all diese Tiere ernährt und zu Höchstleistungen an Wachstum bzw. Milch- oder Eierproduktion gebracht werden können, werden große Mengen Futter zusammengekarrt. Die weiteste Reise hat die Protein-Komponente des Futters hinter sich: das Sojaschrot. Es entsteht, wenn aus der Bohne das Öl gepresst wird, das im Tank von Kraftfahrzeugen und auch in Speisen landet. Der Pressrückstand ist reich an Protein, zusammengesetzt aus Aminosäuren, von denen einige in unseren heimischen Eiweißpflanzen nur in geringem Maß zu finden sind, und dieses Protein ist billig. Denn es wird in Südamerika angebaut, auf gewaltigen Flächen, mit riesigen Maschinen und geringen Auflagen, was den Umgang mit Pestiziden, den Respekt vor Menschenrechten und die Rücksicht auf wertvolle Ökosysteme betrifft. Dass jeden Tag nach wie vor 1320 Hektar tropischen Regenwaldes (v.a. in Brasilien) abgeholzt[13] und große Mengen ökologisch ähnlich wertvoller Grünlandflächen[14] (vor allem in Argentinien) umgebrochen werden, hat unmittelbar mit einem Weltmarkt zu tun, der gierig jede Schiffsladung Soja aufnimmt und in die Futtertröge der Tierindustrie schafft. Die ökologischen Konsequenzen aus dieser Entwicklung tragen wir alle. Eine drastischere Vernichtung von Biodiversität ist kaum denkbar, und durch nichts trägt die Landwirtschaft so sehr zum Klimawandel bei wie durch den Abbau der Humusvorräte und damit die Freisetzung von Kohlenstoff als Folge der Umwandlung von Pampa und Regenwald in Acker. Im Wesentlichen wird Gentechnik-Soja angebaut, das ein Totalherbizid übersteht, durch das alle anderen grünen Pflanzen vernichtet werden. In Argentinien wird derzeit auf 34 Millionen Hektar Ackerbau betrieben. Auf 20 Millionen davon wächst nur eine Pflanze, dank des Herbizids wirklich nur diese eine: Soja. Was das über den Verlust der ursprünglichen Vegetation hinaus für die Vielfalt an Lebewesen und die darauf aufbauenden Wirkungsketten bedeutet, kann man sich auch dann vorstellen, wenn man kein Zoologe oder Bodenkundler ist! Auch braucht es nicht viel Vorstellungskraft, um sich die Folgen einer solchen Landwirtschaft für die lokale Bevölkerung auszumalen. Ihre Gesundheit leidet durch den Spritznebel, der von den Flugzeugen rund um ihre Dörfer beim Ausbringen des Unkrautvernichters Glyphosat verursacht wird. Längst schlagen Ärzte Alarm, die ein ungewöhnliches Ansteigen von Atemwegserkrankungen oder Missbildungen bei Neugeborenen in den betroffenen Gemeinden beobachten.

Der Ertrag von 2,5 Millionen Hektar Soja wird allein für die Produktion von Schweine-, Hühner- und Rindfleisch in Deutschland angebaut, in der Europäischen Union sind es 35 Millionen Hektar. Es ist deshalb nicht an den Haaren herbeigezogen, wenn Kritiker dieser Verhältnisse behaupten, unser

Fleischkonsum stehe in unmittelbarem Zusammenhang mit der Vernichtung des tropischen Regenwaldes und den Folgen der riesigen Monokulturen, in denen der Treibstoff für unsere Tierfabriken heranwächst.

Gleichzeitig mit dem Anstieg der Futtermittelimporte stieg auch die Milchleistung je Kuh, die Tageszunahmen bei Rindern, Schweinen und Geflügel und die Legeleistung der Hennen. Zudem gelang eine Automatisierung der Abläufe bei der Fütterung, der Entsorgung der Ausscheidungen sowie der Schlachtung und Zerlegung, die immer weniger Arbeitsstunden je Kilogramm, Liter oder Stück erforderlich machen. Die paradiesischen Zustände an der Fleischtheke, die auf diesen Entwicklungen beruhen, haben allerdings einen Preis. Es ist nämlich unmöglich, den Tieren jene Verhaltensweisen zu ermöglichen, die ihrer Art eigen sind, solange man die Produktionskosten niedrig halten und möglichst billiges Fleisch auf den Markt bringen möchte.

Am ehesten geht das noch bei den Milchkühen, die viel Platz und Bewegungsfreiheit bekommen, um eigenständig die Melkanlage aufsuchen zu können. Nicht artgerecht ist bei ihnen vor allem das Futter, das – auf die Milchleistung bezogen – zu 60 Prozent aus Kraftfutter (Getreide und Soja) besteht, wofür der Verdauungsapparat von Wiederkäuern gar nicht gemacht ist.

Bei Mastbullen ist das genauso, nur dass sie obendrein auch noch recht eng auf Spaltenböden stehen, in Boxen, in denen sie kurz vor der Schlachtreife gerade noch Platz haben, sich umzudrehen. Auch Schweine haben keinen festen Boden – oder gar Stroh – unter ihren Füßen, sondern einen aus Betonstreifen bestehenden Untergrund, durch den ihre

Ausscheidungen in den darunter befindlichen Güllekanal laufen. Ich kann nicht behaupten, Schweinespezialist zu sein. Aber die vier Schweine, die zur Freude unserer Besucher mitten auf unserem Hof wohnten, haben mir doch eines beigebracht: Ein Schwein wird nie dorthin koten, wo es schläft. In unserem kleinen Schweinehüttchen mussten wir nur dann Stroh nachstreuen, wenn seine Bewohner wieder zu viel davon vertilgt haben. Für ihr Geschäft aber suchten sie immer eine Ecke des Kobels aus, von wo aus es nicht dort stinkt, wo sie schlafen. Deshalb kann ich mit Gewissheit sagen: Ein Schwein auf seiner Scheiße schlafen zu lassen ist ganz sicher nicht artgerecht. Schweine sind sehr verspielt und brauchen Beschäftigung. Damit sie die in den engen Ställen nicht darin finden, sich gegenseitig die Schwänze blutig zu knabbern, kneift man den kleinen Ferkelchen die Eckzähne ab und kupiert ihnen die Schwänze. Und damit sie optimale Wachstumsbedingungen vorfinden, wird ihre Umgebung – Licht und Klima – vollkommen künstlich gestaltet.

So werden die Tiere den Haltungsbedingungen angepasst, weil es zu teuer wäre, die Haltungsbedingungen an ihre Bedürfnisse anzupassen. Besonders drastisch ist das bei Hühnern (und Puten).

Hühner sehen nicht gut, und sie können auch nicht gut riechen. Ihr empfindlichstes Wahrnehmungsorgan ist der Schnabel. Seine Spitze ist ein mit unzähligen Tastnerven durchzogenes, empfindliches Organ, mit dem das Huhn seine Welt erkundet. Täglich führt es damit – wenn man ihm Platz dafür lässt – zehn- bis fünfzehntausend Pickbewegungen aus.

Die Schnabelspitze wird von den Tieren aber noch für etwas anderes genutzt: Hühner sind Herdentiere und brauchen den Schnabel, um in der Herde zu klären, wer oben und wer unten ist. Rangkämpfe nennt man das, womit ein Huhn viel Zeit verbringt. Für das Unterhuhn ist der spitze Schnabel des Oberhuhns kein Problem, wenn es ihm aus dem Weg gehen kann. Das wäre bei den etwa 20 Prozent konventionell gehaltener Legehennen der Fall, die im Freiland gehalten werden. Allen anderen – und das sind rund 24 Millionen Legehennen (und leider auch den meisten Freiland-Hennen, wenn sie nicht Bio sind) – wird der Schnabel gekürzt, damit sie sich nicht gegenseitig weh tun. »Gekürzt …«! Dieser Euphemismus steht für einen Vorgang, bei dem der Schnabel durch ein passendes Loch gesteckt und auf der anderen Seite mit einem heißen Messer abgeschnitten wird – bei dem also das empfindlichste Tastorgan amputiert wird, über das die Tiere verfügen. Auch per Infrarot kann man da arbeiten. In diesem Fall wir das Gewebe der Schnabelspitze durch die Strahlen abgetötet und fällt dann wenig später ab. Die niedersächsische Geflügelwirtschaft weiß, wie man es formulieren muss, damit man mit dieser Vorgehensweise niemanden erschreckt. In einem Positionspapier aus dem September 2014 nennt sie das eine »schonende Infrarot-Schnabelspitzenbehandlung«[15]. Klingt wie eine Behandlung beim Physiotherapeuten oder wie ein Aufenthalt im Wellnessbereich eines Freizeitbads – nicht wahr?

Zunehmend stellt man in unserer Bevölkerung die Frage, ob wir der Verantwortung gegenüber den unserer Obhut anvertrauten Mitgeschöpfen gerecht werden, wenn wir um der Produktivität willen so mit ihnen umgehen. Über diese ethische Frage hinaus stellt sich jedoch eine sehr praktische, die uns wieder auf das Thema Effizienz zurückbringt, von dem dieses Kapitel handelt. Sowohl die auf Arbeits- und Kapitalersparnis ausgerichteten Haltungsbedingungen wie auch die den Tieren abverlangten Höchstleistungen an Fleischzuwachs, Eier- und Milchlieferung stellen deren Organismus vor gewaltige Herausforderungen. Das geht nicht ohne Gesundheitsbelastungen ab – ähnlich wie beim Profisportler. Aus dem Grund sind Medikamente und Hormone zu Betriebsmitteln geworden, die so selbstverständlich eingesetzt werden wie Futter. In Zeiten zunehmender Antibiotikaresistenz von Keimen ist es sicher kritisch, wenn in der Humanmedizin 700 Tonnen Antibiotika eingesetzt werden.[16] Dass nach Angaben des Bundeslandwirtschaftsministeriums im Jahr 2013 1452 Tonnen Antibiotika an Tiere verabreicht worden sind,[17] ist zwar eine Verbesserung gemessen an den Jahren davor, insgesamt aber alles andere als eine gute Nachricht. In Zeiten, in denen die Weltgesundheitsorganisation WHO warnt, es stünde uns ein »post-antibiotisches Zeitalter« bevor,[18] braucht man nicht seinen Arzt oder Apotheker zu fragen, was davon zu halten ist. Wir tun wirklich alles dafür, dass wir eines Tages unseren Enkeln erzählen können, es habe einmal eine Zeit gegeben, in der Bakterienkrankheiten heilbar waren!

Noch einmal: Dass wir in der Lage sind, produktiv Fleisch, Eier und Milch herzustellen, das ist nicht zu bezweifeln. Wir können es zu Preisen, die es in unserem Land jedermann ermöglichen, erheblich mehr dieser Produkte zu sich zu nehmen, als für seine Gesundheit gut ist. Aber dass die Produktion dieser Nahrungsmittel effizient erfolgen würde, das kann nun wirklich niemand behaupten!

Die Alternative: ökologische Intensivierung

Noch in den 80er Jahren, als ich mich zum ersten Mal damit befasst habe, wurde das, was wir heute »ökologischer Landbau« oder »Biolandbau« (die Begriffe bedeuten dasselbe) nennen, mitunter auch »alternativer Landbau« genannt. Darin steckte schon damals ein Programm. Es ging nicht darum, neben dem, was üblich – also »konventionell« –ist, eine Premium-Schiene von gewieften Bauern, Lebensmittelverarbeitern und -händlern für ein zahlungskräftiges Publikum zu entwerfen. Sondern es ging darum, eine Alternative zu entwickeln zu einer Form von Landwirtschaft und Ernährung, von der schon vor hundert Jahren erste weitblickende Menschen verstanden haben, dass sie auf Dauer in eine Sackgasse führt.

Zu Beginn des 20. Jahrhunderts richtete sich die Sorge der Pioniere noch auf die Fruchtbarkeit des Bodens und eine gesunde Ernährung. Beides sahen sie durch die Praktiken einer damals als modern geltenden Landwirtschaft gefährdet. Inzwischen sind viele Sorgen dazugetreten, von denen etliche schon zur Sprache gekommen sind: von der Anheizung des globalen Klimas bis zur Einschränkung der biologischen Vielfalt. Von der Unverträglichkeit chemisch-synthetischer Stoffe, auf deren Aufnahme in unseren Körper die Evolution uns nicht vorbereitet hat, bis hin zu einem Umgang mit Nutztieren, der mit unseren ethischen Grundvorstellungen nicht vereinbar ist.

Was Biobauern heute schon leisten

Wie deutlich der ökologische Landbau auf allen diesen Feldern heute schon die bessere Alternative ist, zeigen immer mehr Studien.

Eindeutig sind diese Vorteile bei Themen wie Biodiversität, Gewässergüte oder Schadstoffbelastung von Lebensmitteln. Beim Ressourcenverbrauch (Energie, Phosphat) und beim Beitrag zum Klimawandel ist er nur dann sehr deutlich, wenn man die bewirtschaftete Fläche als Bezugsgröße nimmt (»Energieverbrauch je Hektar«). Der Vorteil des ökologischen Landbaus schwindet allerdings, wenn die Bezugsgröße der Ertrag ist (also: »Energieverbrauch pro Tonne Weizen oder pro kg Milch«). Das wird mir in Diskussionen oft vorgehalten. Allerdings finden solche Vergleiche unter einer Prämisse statt, die nicht trägt: dass nämlich der Verbrauch an Nahrungsmitteln bei Umstellung auf ökologische Erzeugung gleich bleibt. Dass genau das nicht der Fall ist, ist aber längst nachgewiesen.[1] Vor allem haben Menschen, die die Produkte des ökologischen Landbaus konsumieren, einen drastisch geringeren Fleischkonsum, was ja angesichts der Preisverhältnisse nicht verwundert. Weil dadurch erheblich weniger Futter und damit Fläche benötigt wird, ist der Ressourcenverbrauch für Ökoprodukte eben doch erheblich geringer. Einen guten Überblick über die entsprechenden

Fakten und Forschungsergebnisse gibt die BÖLW-Broschüre »Nachgefragt«[2].

Erwartungsgemäß finden sich in allen Studien Hinweise, dass es zum Teil erhebliche Unterschiede zwischen verschiedenen Biobetrieben gibt. Nicht anders verhält es sich mit der Qualität von aus Biorohstoffen hergestellten Lebensmitteln. In einem gemeinsamen Projekt haben verschiedene Institute unter der Leitung der TU München ein Netzwerk von landwirtschaftlichen Pilotbetrieben gebildet, in dem jeweils ein konventionell und ein ökologisch wirtschaftender Betrieb mit vergleichbaren Voraussetzungen einander zugeordnet wurden. Diese Betriebe wurden über mehrere Jahre hinweg auf verschiedene Nachhaltigkeitsparameter hin untersucht und verglichen – zum Beispiel auf Energieverbrauch, Humusbildung und Klimawirkung. Auch hier zeigte sich das System »ökologischer Landbau« als das vorteilhaftere. Aber mitunter war die Streuung so groß, dass die besten konventionellen Betriebe die schlechteren Biobetriebe übertrafen. Es sind eben nicht alle, sondern nur die besten Biobetriebe, die zeigen, wie viel an Ressourceneffizienz erreicht werden kann. Folgerichtig ist es ein Teil des Projekts, den schwächeren Betrieben zu helfen, an die Leistung der besten anzuschließen. Das geschieht durch gezielte Beratung und durch ein »benchmarking«, durch das sich die Betriebe an anderen messen und von diesen lernen können.[3]

So wie auf dem einzelnen Bauernhof oder beim einzelnen Bäcker oder Brauer immer Verbesserungspotenzial besteht, was ihre Nachhaltigkeit betrifft, so ist es auch beim System Ökolandbau als Ganzes. Ganze Tagungen befassen sich damit, wie es verbessert werden kann. Da geht es um die Nährstoffkreisläufe, die zwar geschlossener sind als im konventionellen Landbau, die aber so lange keine optimalen Ergebnisse liefern werden, solange es die Möglichkeit noch nicht gibt, Abfallströme so zu separieren, dass die in Nahrungsmitteln aus dem Bauernhof exportierten Nährstoffe ohne die Gefahr von Verunreinigungen wieder zurück auf den Acker kommen. Oder es geht um die Frage, ab wann das System Ökolandbau so autark ist, dass alle Futtermittel, Lebensmittelzutaten und Saatgut für Biobetriebe aus anderen Biobetrieben geliefert werden können. Ein weiteres Thema ist die Problematik, dass die Tierrassen und Pflanzensorten, die heute für die Landwirtschaft verfügbar sind, für die Rahmenbedingungen einer industriellen Landwirtschaft gezüchtet wurden und sich nur bedingt für den Ökolandbau eignen. All das zeigt: Die ökologische Lebensmittelherstellung ist kein erreichter Zustand in dem Sinne, dass man sagen könnte: »Wenn es heute schon alle so machen würden wie die Bios, dann wären alle Probleme gelöst.« Vielmehr ist die ökologische Lebensmittelherstellung ein Weg, allerdings einer, der erkennen lässt, dass viele der drängenden und für die Zukunft der Menschheit sogar gefährlichen Defizite des konventionellen Agrar- und Ernährungssystems auf diesem Weg behoben werden können.

Kann Ökolandbau die Welt ernähren?

»Alles schön und gut«, werden Sie sagen. »Aber wir reden in diesem Buch über etwas anderes. Wir wollen wissen, ob sich diese wunderbare Alternative fürs Große und Gesamte eignet oder den Wohlmeinenden und Zahlungskräftigen vorbehalten bleiben muss!«

Sie haben recht, wenn Sie diese Frage stellen. Schließlich haben alle Menschen ein Recht auf Nahrung – auf ausreichend Nahrung und auf Nahrung, die alle vom Körper benötigten Stoffe enthält.

Ich könnte mit zwei statistischen Größen antworten:

Die erste: 13 Billiarden Kilokalorien betrug nach Angaben der Welternährungsorganisation FAO der Energiegehalt aller weltweit produzierten Lebensmittel im Jahr 2010. Rechnerisch entspricht das 5300 Kilokalorien täglich für jeden Erdenbewohner – was mehr als die zweifache Menge dessen ist, die wir für unsere Ernährung brauchen.[4]

Die zweite: Im Oktober 2014 legte die kalifornische Universität Berkely eine Metastudie vor. Die Forscher hatten ca. 1000 weltweit angestellte Untersuchungen ausgewertet, in denen die Ertragsunterschiede zwischen konventioneller und ökologischer Landwirtschaft untersucht werden. Ihr Ergebnis: Im Schnitt liegen Bioerträge bei 80 Prozent der Erträge der konventionellen Landwirtschaft.

Eine einfache Rechnung zeigt: Es reicht satt und genug für alle: 80 Prozent von 5300 sind 4240 Kilokalorien – also Schluss mit der Diskussion –, es reicht für alle, und zwar auch bei einer Zunahme der Weltbevölkerung auf 9 Milliarden, denn dann hat immer noch jeder 3200 Kilokalorien.

Auch wenn es sicher hilfreich ist, die Dimensionen zu kennen, von denen wir ausgehen können, so wird hier doch deutlich, wie albern eine solche Rechnung ist.

Denn erstens sind die Schwankungen zwischen den einzelnen Studien außerordentlich hoch.

Zweitens sind Ertragsunterschiede zwischen Anbausystemen für die erzeugte Kalorienmenge weniger interessant als die Frage, welche Früchte auf der Fläche angebaut werden. So kann man beispielsweise mit Kartoffeln mehr als das Doppelte an Kalorien je Hektar erzeugen als mit Weizen. Und ebenso kann auf einer Parzelle, die von einem Kleinbauern in ökologischer Mischkultur genutzt wird, ein Vielfaches der Kalorien erzeugt werden, die auf einem intensiv geführten Getreideacker wachsen. Deshalb kommen die kalifornischen Wissenschaftler zu einem ganz anderen Ergebnis, wenn sie bei der Auswertung die unterschiedlichen Fruchtfolgen berücksichtigen. Dann sinkt nämlich der Ertragsunterschied auf deutlich unter 10 Prozent!

Drittens ist nicht nur die Kalorienmenge wichtig, sondern Menschen brauchen auch Proteine, Vitamine und sonstige essenzielle Nährstoffe.

Viertens und vor allem: Was nützt es einem Hungernden, wenn ich ihm vorrechne, dass es statistisch gesehen auch für ihn reichen würde? Dass der ökologische Landbau für uns in den Industrienationen ausreichend Nahrungsmittel zur Verfügung stellen könnte, ist eindeutig – wenn man in die Berechnung den im Zusammenhang mit der Klimawirkung weiter oben bereits erläuterten Zusammenhang einbezieht, dass Ökoproduktion zu einem anderen Preisverhältnis zwischen tierischen und pflanzlichen Lebensmitteln und dadurch zu einem stark verringerten Fleischkonsum führt.

Nach einer Untersuchung, die an der Universität Kassel angestellt wurde, stünden dann auch bei einer Vollumstellung auf ökologischen Landbau noch 3,7 Millionen Hektar für den Anbau nachwachsender Rohstoffe zur Verfügung.[5] Sicher könnte man dieses Thema noch genauer unter die Lupe nehmen oder in Rechnung stellen, dass auch die »Wegwerfkultur« sich bei höherwertigen Nahrungsmitteln verändern könnte. Mir geht es aber vor allem um die Größenordnung, die eine solche Gegenüberstellung verdeutlicht: Niemand müsste hungern, wenn wir unsere industrielle Landwirtschaft zu einer ökologisch verträglichen umbauen würden.

Für unsere Fragestellung in diesem Buch ist es deshalb viel wichtiger zu wissen, welche Form von Landwirtschaft für all die Menschen die geeignete ist, die von Hunger und Fehlernährung bedroht oder betroffen sind.

Kleinbauern: Opfer der Hungerkrisen und Garanten der Ernährungssicherung

Untersucht man, wer strukturell – also nicht im Zusammenhang mit Kriegen oder Naturkatastrophen – von Hunger betroffen ist, zeigt sich, dass drei Viertel dieser Menschen auf dem Land leben – also nicht, wie man erwarten würde, in den Slums der Städte, sondern dort, wo die Nahrung produziert wird.[6] Und wenn auch landlose Arbeiter unter diesen Hungernden sind, so ist doch die Mehrzahl von ihnen den Kleinbauern zuzurechnen, also jenen Familien, die weniger als zwei Hektar Land bewirtschaften. (Zum Vergleich: In

Deutschland bewirtschaftet der durchschnittliche Bauernhof knapp 60 Hektar.)

Diese Zahl ist einer zweiten gegenüberzustellen, die wohl ebenso unerwartet ist: Die weitaus überwiegende Menge der Weltagrarproduktion erfolgt *nicht* durch die Großfarmen der industriellen Landwirtschaft in Europa, Amerika oder Australien. Sondern durch Kleinbauern. Es gibt weltweit 380 Millionen Bauernhöfe, auf denen 1,5 Milliarden Menschen arbeiten. Weitere 800 Millionen erzeugen Lebensmittel in städtischen Gärten. 410 Millionen Menschen sammeln Nahrung in Wäldern und Savannen. Zu ihnen kommen noch 190 Millionen Hirten und 100 Millionen Fischer. Das sind insgesamt 44 Prozent, also fast die Hälfte der Weltbevölkerung – und all diese Menschen erzeugen 70 Prozent aller Nahrungsmittel, die auf dem Globus gegessen werden.[7] Dass sie obendrein die Garanten der Vielfalt an Nahrungspflanzen und -tieren und deren Sorten bzw. Rassen sind, weil sie 40 Haustierarten halten, von denen sich die industrielle Landwirtschaft nur mit fünfen befasst, und 5000 landwirtschaftliche Nutzpflanzen bewirtschaften, von denen nur 150, im Wesentlichen aber weniger als ein Dutzend, auf den Feldern der industriellen Landwirtschaft wachsen – dass sie also die Vielfalt bereitstellen, die wir als Sicherheit dringend brauchen, um in Zeiten eines sich ändernden Weltklimas auf Alternativen zurückgreifen zu können, das sei der Vollständigkeit halber hinzugefügt.

Wenn also Kleinbauern so wichtig für die Nahrungsgrundlage der Weltbevölkerung und gleichzeitig die am härtesten von der Geißel des Hungers Geschlagenen sind, dann lohnt es, sich deren Situation genauer anzusehen.

Es gibt zwei Lebensumstände bzw. Faktoren, die fast alle Kleinbauern betreffen – egal auf welchem Kontinent sie leben. Das eine ist die Bedeutung der Subsistenz, der Eigenversorgung mit Lebensmitteln. Und das andere ist die Verschuldungsfalle.

Natürlich muss auch ein Kleinbauer für den Markt produzieren, denn er braucht Geld für den Erwerb von Kleidung, Mobiltelefon oder für Schulgeld und Krankenhausaufenthalte. Aber vor allem müssen die Bäuerin und der Bauer, müssen seine meist vielen Kinder und sonstigen Angehörigen essen. Und zwar nicht nur in den acht Monaten nach der letzten Ernte, sondern auch in den vier Monaten vor der nächsten. Und auch ihr Vieh braucht rund ums Jahr Futter, und die Bauersleute brauchen das Vieh für die Eigenversorgung, für die Produktion wertvollen Düngers, aber insbesondere als eine Art Sparbüchse für Notfälle wie Krankheiten, Hochzeiten oder Beerdigungen. Da das Geld ohnehin nicht reicht, muss wenigstens fürs Essen möglichst viel von dem genutzt werden, was auf den eigenen Flächen wächst.

Auch die Verschuldungsfalle ist schnell erklärt. Denn weil das Geld oft nicht reicht, um neben Bedarfsgegenständen und Sonderausgaben auch noch Düngemittel, Pestizide und Saatgut zu bezahlen, werden Kredite aufgenommen. Jedoch nicht bei der Sparkasse am Dorfplatz – denn die gibt es nicht, und die aus der nächsten Stadt verleiht nur gegen Sicherheiten.

Deshalb gehen viele Bauern zum Wucherer, der auch die Waren verkauft, für deren Produktion die Schulden gemacht werden. Als Sicherheit reicht dem Wucherer der Zugriff auf die Ernte des Bauern. Ansonsten lebt sein Geschäftsmodell von Zinsen – 20 Prozent im Monat sind da keine Seltenheit.

Wem die Ernte dann gehört, sobald sie eingebracht ist, braucht nicht erwähnt zu werden. Allenfalls, dass dann sogar Grundnahrungsmittel wie Reis oder Mais übers Jahr bei demselben Wucherer gekauft werden müssen, zu sehr viel höheren Preisen, versteht sich, als die, die er selbst für den Ankauf der Waren bezahlt hat.

Dieser Mechanismus ist nicht nur auf allen Kontinenten gleich, sondern war auch zu allen Zeiten wirksam. Friedrich Wilhelm Raiffeisen hat im Westerwald vor 130 Jahren die ersten Kreditkassen auf Gegenseitigkeit aus demselben Grund errichtet. Er wollte nicht mehr mit ansehen, wie die Wucherer die Not der Bauern ausnutzten, indem sie ihnen die Ernte zu Konditionen vorfinanzierten, die einer Übernahme des gesamten Ertrags gleichkamen.

Vielfalt schafft stabile Verhältnisse

Die wichtigste Schlussfolgerung aus alldem lautet: Vielfalt. Kleinbauern brauchen Vielfalt, an Pflanzenarten und an Haustieren, um weniger anfällig für Problemsituationen zu werden. Vielfalt ermöglicht viele Ernten zu vielen verschiedenen Jahreszeiten und erhöht damit die Ernährungssicherheit. Vielfalt verhindert, dass es bei Trockenheit oder zu viel Regen zu Totalausfällen kommt, weil jede Pflanze ihre spezifischen Anforderungen hat. Sie lindert die Folgen von Krankheit oder Schädlingsbefall, weil nicht alles auf eine Karte gesetzt wird. Und sie sorgt für eine Ernährung, in der all die verschiedenen Bestandteile vorkommen, die für die Gesundheit von Bedeutung sind.

Dass geschickt eingesetzte und kombinierte Vielfalt außerdem erheblich produktiver sein kann, hängt mit dem »Blattflächenindex«, der Bewuchsdauer und mit »Wurzelbildern« zusammen. Ersteres bezeichnet das Verhältnis der Gesamtfläche der Blätter der Pflanzen zur Bodenfläche, die unter den Pflanzen liegt. Da in den Blättern unter Nutzung des Sonnenlichts die Photosynthese und damit die Ertragsbildung erfolgt, ist ein hoher Blattflächenindex Voraussetzung für eine hohe Produktivität.

Wenn die Fläche zudem lange oder sogar dauerhaft mit Nutzpflanzen bedeckt ist, erhöht das die Produktion noch mehr. Das ist dann der Fall, wenn nicht nur eine Pflanze wächst, nach deren Ernte erst einmal auf dem Acker keine Produktion mehr stattfindet, sondern in der Vielfalt eine Dauerkultur entsteht.

Die Wurzelbilder schließlich bilden ab, welchen Bereich des Bodens die Wurzeln durchwachsen. Das ist von Pflanze zu Pflanze höchst unterschiedlich. Je vielfältiger der Bewuchs ist, umso mehr Bodenraum mit seinen Nährstoffen wird erschlossen.

Und für die, die es ganz genau wissen wollen: für unterschiedliche Pflanzen leben im Boden sehr unterschiedliche »Zersetzer« – also Würmer, Vielfüßler, Nematoden, Bakterien und wie sie alle heißen. Die oberirdische Vielfalt korrespondiert also mit der unterirdischen. Und je vielfältiger und lebendiger es im Boden zugeht, desto dynamischer ist der Umsatz an Nährstoffen und deren Verfügbarkeit für die Pflanzen.

Die nächste Schlussfolgerung heißt: »input – arm«.

Für Bauern, deren Begrenzung zwar auch, nicht aber in

erster Linie, die Arbeitskraft ist, sondern die Liquidität, zählt jeder Cent.

Wenn die Nährstoffe nicht teuer zugekauft, sondern zwischen Mist- oder Komposthaufen und Acker im Kreislauf gehalten werden können, sind teure synthetische Düngemittel ein sporadischer Luxus, aber nicht mehr der Normalbedarf. Dass zudem der Boden die so erfolgende Humusvermehrung durch höhere Wasserhaltefähigkeit belohnt, besser vor Erosion geschützt ist und dass ein darin entstehendes vielfältiges Bodenleben eher mit Krankheitserregern fertig wird, die für die Pflanzen sonst zum Problem würden – all das ist ein ebenso erfreulicher wie kostenloser Zusatznutzen dieser Strategie.

Chemisch-synthetische Pestizide gefährden nicht nur die Gesundheit der Bauern und all derer, die die besprühte Nahrung zu sich nehmen. Die Tatsache, dass die kleinbäuerlichen Anwender meist nur über eine geringe Ausbildung, nur mäßig geeignete Geräte und keine kindersichere Aufbewahrung verfügen, verstärkt diesen Effekt. Die Pestizide kosten darüber hinaus Geld. Beides, die Gefährdung und das Geld, kann man sich sparen. Nicht weil das Ergebnis eine Landwirtschaft ohne die Konkurrenz von Schadorganismen wäre, die den Menschen ihre Ackerfrüchte streitig machen wollen. Sondern weil deren Gefährlichkeit durch einen lebendigen Boden, die in Vielfalt gemischten Pflanzenarten und durch die Verwendung robuster Sorten stark eingeschränkt wird. Und weil es für alle Organismen der Natur auch natürliche Gegenmittel gibt, von denen Tausende in generationenlanger bäuerlicher Erfahrung entwickelt wurden und denen die moderne Wissenschaft noch viele weitere hinzufügen kann.

Keinesfalls sparen darf auch der Kleinbauer am Saatgut, denn dessen Qualität bestimmt in hohem Maße über die Qualität und Menge der Ernte. Allerdings ist auch hier die Mobilisierung der eigenen Kräfte der kostengünstigere Weg. Es macht einen Unterschied, ob Bauern selbst züchten oder ihr Saatgut durch Neuaussaat nach der Ernte wieder verwenden können oder ob sie durch Patente des Saatguterzeugers alternativlos zum Erwerb beim Händler gezwungen sind. Wie erfolgreich im Sinne der Produktivität und Ertragssicherheit die Züchtung in bäuerlicher Hand sein kann, zeigen viele Projekte insbesondere in Asien – von einem wird noch die Rede sein.

Intensiv und intelligent

Die Strategie, die auf die Anforderungen »Vielfalt« und »Input-Armut« die ideale Antwort gibt, hat einen Namen: ökologische Intensivierung.

Ich habe diesen Begriff nicht erfunden und darf deshalb seine Vorzüge preisen.

Zunächst einmal ist er für die Begründung meiner These besser geeignet als »ökologischer Landbau«. Denn wenn ich diesen Begriff verwende, dann könnte jemand glauben, ich hielte es für eine gute Idee, den zertifizierten Ökolandbau nach den Richtlinien der Europäischen Ökoverordnung auf der ganzen Welt zu verbreiten. Das aber ist nicht gemeint. Denn dieser Ökolandbau arbeitet zwar nach den Prinzipien der ökologischen Intensivierung. Er ist aber ein bis ins Detail beschriebener und Kontrollen unterworfener Standard, der dazu dient, dem Verbraucher zu garantieren, dass jedes entsprechend gekennzeichnete Produkt den gesetzlichen Anforderungen für ökologischen Landbau und ökologische Lebensmittelverarbeitung genügt. Ich spreche aber nicht von einem Zertifizierungsstandard, sondern von einer Produktionsmethode, die nicht notwendigerweise für die Herstellung eines für einen bestimmten Markt vorgesehenen Produkts angewandt wird.

Zudem hilft der Begriff, das Missverständnis zu vermeiden, es sei in sich etwas Gutes und Wünschenswertes, möglichst extensiv und damit möglichst wenig zu produzieren. Nein, es geht um eine Intensivierung biologischer Prozesse – vor allem der Photosynthese und des Bodenlebens –, um möglichst viel zu erzeugen!

Auf ein weiteres Missverständnis treffe ich immer wieder, und der Begriff der ökologischen Intensivierung könnte dazu beitragen, es zu vermeiden: Es geht nicht um eine Rückkehr in vorindustrielle Zeiten nach dem Motto, früher sei alles besser gewesen. Mein Vater – der ansonsten in vorbildlicher Weise meine betrieblichen Entscheidungen mit keinem Wort kommentierte – wollte, als ich ihm meine Umstellungsabsichten mitteilte, wissen: »Weshalb willst du es wieder so machen, wie wir es früher gemacht haben? Wir waren doch so froh, dass wir das hinter uns hatten!« Er hat nach einer Weile aus eigener Anschauung verstanden, wie falsch dieses Bild war und dass wir ein sehr modernes, wissensbasiertes und auch anspruchsvolles System landwirtschaftlicher Erzeugung begonnen hatten. Ein System, in dem es darum geht, natürliche Regelkreisläufe intelligent zu nutzen. Wenn man sich darauf einlässt, muss man – wie ich es eine junge Biobäuerin habe sagen hören – »nicht die Religion wechseln, sondern nur ein lebendiges System verstehen lernen«.

Wie ein solches System technisch und ökonomisch funktioniert und worin dessen kluger Ansatz besteht, kann man vielerorts besichtigen – nahe der eigenen Haustür und in fernen Ländern.

Der Fleiß hat einen langen Namen

Magsasaka at Sieyentipiko parasa Pag-unlag ng Akrikultura (Partnerschaft zwischen Bauern und Wissenschaftlern für Entwicklung) heißt eine Bewegung auf den Philippinen. Sie kürzt diesen langen Namen mit MASIPAG ab. Und das heißt so viel wie »Fleiß«. Die Bewegung entstand in den 1980er Jahren als Gegenreaktion auf die »Grüne Revolution«. Die war in den 1960er und 1970er Jahren von Agrarwissenschaftlern, Protagonisten der Agrarindustrie und Politikern ausgerufen worden, um den Hunger in der Welt zu besiegen. Vor allem auf den Philippinen war das geschehen, das sich als das bevölkerungsreichste Land der muslimischen Welt vor besonders hohe Herausforderungen, all diese Menschen zu ernähren, gestellt sah.

Hochertragssorten wurden gezüchtet, Dünge- und Pflanzenschutzmittel zur Verfügung gestellt, Bewässerung propagiert. Eine moderne, kapitalintensive Landwirtschaft sollte erreichen, wozu die traditionelle offenbar nicht in der Lage war: genug Nahrungsmittel für eine steigende Weltbevölkerung zur Verfügung zu stellen. Niemand könnte bestreiten, dass diese Methode, hier in Europa und sonst wo in der Welt, enorme Produktionssteigerungen mit sich gebracht hat. Schließlich lebten auf dem Planeten in diesen Jahren gerade einmal 3,5 Milliarden Menschen, und heute sind es einfach doppelt so viele. Und wenn auch damals wie heute eine Milliarde Erdenbürger unter Hunger zu leiden hatte, so heißt das nichts anderes, als dass es gelungen ist, in weniger als einem Jahrhundert Nahrung für zusätzliche 3,5 Milliarden Menschen zu produzieren.

Allerdings stiegen mit der Menge der erzeugten Güter auch die Kollateralschäden, von denen hier schon ausführlich die Rede war. Und obwohl der Absatz an Düngemitteln und Pestiziden stieg, rutschten immer mehr Kleinbauern ins Elend ab. Weil das auch auf den Philippinen der Fall war, machten sich Nichtregierungsorganisationen zusammen mit Wissenschaftlern auf den Weg zu den Bauern, um herauszufinden, wo die Ursache für diese Entwicklung lag und wie ihr abzuhelfen wäre. Den Initiatoren war es von Anfang an wichtig, die Bauern in die Lage zu versetzen, ihre Probleme selbst zu analysieren und Lösungswege zu finden. Sie organisierten Konferenzen im ganzen Land, die 1985 in die Gründung der Organisation mit dem eingangs zitierten langen Namen mündeten. Mit ihrer Hilfe wollten die Bauern Wege aus der Abhängigkeit von jenen finden, bei denen sie mit – im besten Fall – knappem Geld und – im Normalfall – auf Kredit die Betriebsmittel kauften: Saatgut, Dünge- und Pflanzenschutzmittel für den Anbau der High Yield Varieties (HYV), der Hochertrags-Reissorten, die in der Grünen Revolution entwickelt worden waren. Sie hatten aber noch andere Motive, die aus unserer westlich-industriell geprägten Perspektive etwas kleinteilig anmuten, für die Bauernfamilien im Reich der Tausend Inseln aber eine große Bedeutung haben.

So hatten die Bauern die Erfahrung gemacht, dass die HYV zwar die versprochenen hohen Erträge erbringen – aber nur unter der Bedingung, dass Düngemittel und Pestizide zur Hand sind und ausreichend Wasser zur Verfügung steht. Genug Wasser gibt es aber nur, wenn es zur rechten Zeit regnet oder wenn ein verlässlicher Zugang zu Bewässerung gegeben ist – was keineswegs immer der Fall ist. Und die Betriebsmittel muss man sich nicht nur leisten können, sie müssen auch dann geliefert sein, wenn sie eingesetzt werden müssen. Auch das ist, wegen der oft schwierigen Infrastruktur, durchaus nicht immer der Fall – eine Schwierigkeit, die umso größer ist, je weiter die Insel, auf der man lebt, von einer der Hauptinseln entfernt ist.

Die traditionelle Vielfalt von Reissorten in der asiatischen Landwirtschaft ist unglaublich groß. Eine Studie der Universität Hohenheim aus dem Jahr 2005[8], in der es um diese Vielfalt und ihre Bedeutung für Landwirtschaft und Ernährung ging, berichtete von zwei Hochland-Gemeinden in den Bergen der philippinischen Provinz Aklan, in denen 50 verschiedene Reissorten angebaut werden. Gleichzeitig wachsen auf der Hälfte der Landesfläche aber nur noch vier High Yield Varieties (HVY). In anderen Ländern ist die Konzentration noch größer. In Pakistan sind es 99 Prozent der nationalen Ackerfläche, auf der nur noch vier Sorten angebaut werden, in Kambodscha ist auf 90 Prozent der Fläche sogar nur noch eine einzige Sorte des Internationalen Reisforschungsinstituts IRRI, die Sorte *IRR66,* zu finden.

Die Hohenheimer Wissenschaftler beschreiben, welche

Folgen diese »genetische Erosion« hat. So hat Reis auf dem ganzen asiatischen Kontinent eine hohe kulturelle Bedeutung – neben den Sorten, die im Alltag konsumiert werden, gibt es solche, die religiösen Zeremonien vorbehalten sind. Andere serviert man seinen Gästen, um ihnen Wertschätzung entgegenzubringen. Mit dem Einheitsreis verschwinden solche Möglichkeiten kultureller Differenzierung. Wir haben bereits davon gesprochen, wie wichtig Vielfalt für die Stabilität ökologischer Systeme ist. Das gilt auf eine faszinierend direkte Weise auch für den Reis: In den 50 Reissorten im Hochland von Aklan treten all die Reiskrankheiten nicht auf, gegen die anderswo mit dem gesamten verfügbaren chemisch-synthetischen Arsenal ausgerückt wird. Dass auch für die Gesundheit der Menschen Vielfalt der Nahrung die beste Voraussetzung ist, versteht man, wenn man weiß, wie unterschiedlich Reissorten nicht nur an Form, Größe und Farbe, sondern auch an Inhaltsstoffen sind. So finden sich in den Landsorten erheblich höhere Gehalte an wertvollen Proteinen, Mineralstoffen oder Vitaminen – wie zum Beispiel Beta-Carotin – als in den High Yield Varieties (HYV), die, wie ihr Name gesagt, einzig auf hohen Ertrag hin gezüchtet worden sind.

Die MASIPAG-Bauern vermissten auch ackerbauliche Eigenschaften an den neuen Hochertragssorten, die sie von ihren alten Landsorten kannten, die durch jahrhundertelange Züchtung entstanden waren. So hatte es Sorten gegeben, die lange Trockenperioden gut durchstehen konnten, während andere mit einem besonders nassen Jahr hervorragend zurechtkamen. Hatte man beide auf seinen Feldern stehen, dann hatte man zwar keinen exorbitant hohen Durchschnittsertrag, aber eine sichere Ernte, egal wie das Jahr ausfiel.

Wieder andere Sorten waren wegen ihrer besonderen ernährungsphysiologischen Eigenschaften beliebt, die den Hochertragssorten aber fehlten. So war es für die Bauern von Vorteil, morgens eine Reissorte essen zu können, die ein lang anhaltendes Sättigungsgefühl vermittelte, während sie sich nach dem Verzehr der HYV schon nach wenigen Stunden wieder nach einer Mahlzeit sehnten. In der Hohenheimer Studie, auf die ich erst gestoßen bin, nachdem ich von MASIPAG erfahren hatte, wird nachvollziehbar, wovon die Bauern reden. Tatsächlich gibt es Sorten, deren Stärkezusammensetzung so beschaffen ist, dass sie im Verdauungstrakt nur sehr langsam abgebaut werden – und damit das Hungergefühl hinauszögern, während andere, wie die HYV, in einem Rutsch verdaut sind.

Am Beginn der MASIPAG-Bewegung stand deshalb die Züchtungsarbeit. Die Bauern tauschten Saatgut aus, richteten mit Hilfe von Wissenschaftlern gemeinsame Zuchtgärten, aber auch Versuchsparzellen auf den einzelnen Höfen ein und teilten die Ergebnisse ihrer Züchtungsarbeit mit. Dr. Charito Medina, der Nationalkoordinator von MASIPAG, erzählte mir, dass die neuen Sorten den Namen der Bäuerin oder des Bauern tragen, die sie jeweils gezüchtet haben, und dass die das mit großem Stolz erfüllt. Das umso mehr, wenn sie so erfolgreich sind, dass sogar in Fachmagazinen davon berichtet wird. So sei es einem Bauern durch jahrelange Auslese gelungen, einen Überflutungs-resistenten Reis zu züchten, der eine Überschwemmung um etliche Tage länger überleben kann als die beste vom IRRI entwickelte Reissorte.

Mit dem gemeinsamen Zuchtprogramm und 47 von den teilnehmenden Bauern eingebrachten Landsorten begann die MASIPAG-Arbeit. Heute sind daraus schon 2000 Sorten aus bäuerlicher Züchtung geworden.

Bereits 1986, ein Jahr nach der Gründung, begannen die Akteure der Bewegung ein Konzept auszuformulieren, weiterzuentwickeln und in seiner Verbreitung zu fördern, das dem Prinzip der »ökologischen Intensivierung« folgt. Dieses Konzept sieht die folgenden Maßnahmen vor:

1. Ersatz von mineralischem Stickstoff durch Tierdung und Kompost

Weil das nur geht, wenn man den Dung sammelt und an einer zentralen Stelle mit organischer Substanz – Resten aus der häuslichen Lebensmittelverarbeitung, Blättern und Zweigen, Ernterückständen – vermischt, muss dafür das System der Tierhaltung umgekrempelt werden. Die Tiere laufen nicht mehr zwischen den Feldern herum, sondern werden in Umfriedungen gehalten. Das hat eine ganze Reihe von förderlichen Konsequenzen:

- Wenn Rinder und Ziegen nicht mehr in die Felder einbrechen können, vermindert sich auch der Schaden, der hin und wieder dort von ihnen angerichtet wird.
- Wenn die Kinder nicht mehr dafür gebraucht werden, auf die Tiere aufzupassen, können sie stattdessen in die Schule gehen.
- Wenn das Gras an Weg- und Feldrändern, auf Flächen, die der Dorfgemeinschaft gehören, und sonstigen Weidegründen nicht permanent beweidet wird, dann steigert das den Futterertrag. Das hängt damit zusammen, dass die Blatt-

fläche der Pflanze für die Photosynthese und damit für die Produktion der Pflanzenmasse gebraucht wird. Wird sie immer gleich bis auf den Boden hinab abgeknabbert, sobald sie auch nur ein paar Millimeter gewachsen ist, reduziert sich der Futterertrag auf einen winzigen Bruchteil des Möglichen. Ganz abgesehen davon, setzt eine die Grasnarbe zerstörende Überweidung den Boden der Erosion durch Wind und Wasser aus.

Der Nachteil liegt allerdings auch auf der Hand: Das Futter muss gemäht und zu den Tieren gebracht werden, was Arbeit verursacht.

Es überwiegen aber die Vorteile, denn nicht nur auf den Futterflächen steigen die Erträge. Auch auf dem Acker wächst mehr. Das hängt vor allem an der den Boden verbessernden Wirkung des Komposts. Er erhöht den Humusgehalt und damit die Wasserhaltefähigkeit des Bodens. Weil die Menge des Bodenlebens und damit die Stabilität der Bodenstruktur zunimmt, dringt Regenwasser leichter ein, und der Boden wird nicht mehr so leicht abgeschwemmt. Dazu kommt, und das ist nicht einmal das Geringste: Diese Düngung kostet Arbeit, aber kein Geld!

2. Vielfalt statt Monokultur

Was es an Vorteilen bringt, auf Vielfalt an Pflanzen und Tieren, Sorten und Rassen zu setzen, ist weiter oben schon so umfangreich besprochen worden, dass ich es hier bei ein paar Stichworten belassen kann:

- Vielfalt bedeutet Risikostreuung, die verhindern hilft, dass bei einer Missernte einer Kultur die ganze Nahrungs- und Einkommensgrundlage entfällt.
- Vielfalt sorgt für eine gesunde Ernährung der Familie und auch der Haustiere, weil all die Minerale, Vitamine, Proteine und sekundären Pflanzeninhaltsstoffe vorhanden sind, die der Organismus benötigt.
- Vielfalt stabilisiert das biologische System durch gegenseitige Beeinflussung der Pflanzen. Die Populationen von Schadorganismen, die meist hochgradig spezialisiert sind, können sich nicht so stark aufschaukeln. Das oben erwähnte Beispiel der vielen Reissorten zeigt zudem die Wechselwirkung für Krankheitsabwehr, die zwischen den verschiedenen Pflanzen herrscht. Dieser Effekt lässt sich steigern, wenn man gezielt Fruchtfolgen oder Mischungen aufbaut, in denen man die Wirkung einzelner Pflanzen auf bestimmte andere Pflanzen ausnutzt.
- Mischungen können, intelligent aufeinander abgestimmt, zu höheren Gesamterträgen führen, als sie bei den jeweiligen Einzelpflanzen zu erzielen sind. Ein berühmtes Beispiel dafür ist das uralte, schon von den Maya angewandte System der »Milpa«. Dabei werden vor allem Bohnen, Mais und Kürbis kombiniert. Die Maisstengel dienen der Bohne zum Klettern, der Kürbis gedeiht gut im Schatten der anderen Pflanzen, und die Bohne – als Leguminose – liefert dem Boden den wachstumsfördernden Stickstoff. Ein weiteres Beispiel lieferten Agrarforscher vom Institut für Kulturpflanzenwissenschaften der Universität Hohenheim, die zusammen mit chinesischen Kollegen »Intercropping-Systeme« aus Mais und Weizen oder Mais und Erdnuss untersuchten und feststellten, dass sich damit bis

zu 30 Prozent mehr an gemischten Früchten ernten lässt als mit den jeweiligen Mischungspartnern in Monokultur.[9]

Einen wesentlichen Grund für diesen Effekt habe ich oben beschrieben: die größere Blattfläche und die bessere Durchwurzelung des Bodens.

- Wenn die Vielfalt an Kulturen *und* an Sorten so organisiert ist, dass zu jedem Zeitpunkt ein Aufwuchs den Boden bedeckt, erfüllt das zwei Ziele: Die Zeit, in der es etwas zu ernten gibt, verlängert sich oder dauert in einem frostfreien Klima sogar zwölf Monate an. Für Bauern, deren Nahrungsgrundlage die Selbstversorgung ist, sind kontinuierliche Nahrungsquellen in Ergänzung zu lagerfähigen Grundnahrungsmitteln wichtiger als Maximalerträge. Da die Abfälle aus der Lebensmittelverarbeitung und die nicht essbaren Pflanzen oder Pflanzenteile (zum Beispiel Stroh) für die Nutztiere Verwendung finden, sorgt die Vielfalt auch für eine kontinuierliche Versorgung des Viehs. Und weil auf diese Weise immer irgendetwas auf dem Boden wächst, ihn bedeckt und beschattet, wird das Bodenleben gefördert, die Bodenstruktur verbessert und die Erde vor Erosion durch Wind und Wasser geschützt.
- Schließlich steigert der Anbau von Mischungen auch die Bodenfruchtbarkeit. Denn die Hunderttausende Arten des Bodenlebens sind außerordentlich spezialisiert. Je mehr unterschiedliches Pflanzenmaterial in den Boden gelangt, desto mehr unterschiedliche Zersetzer finden Arbeit. Und je vielfältiger die Zersetzer im Boden sind, desto besser

werden seine Nährstoffe mobilisiert. Von einer Studie, die den Zusammenhang zwischen Vielfalt und Ertragskraft der Böden belegt, war im Kapitel zur Biodiversität schon die Rede.

3. Management von Schadorganismen durch Mischung, Sortenwahl, Einsatz von Nützlingen und Stoffen aus der Natur

Wenngleich die einzelne Pflanze widerstandsfähiger ist, wenn sie nicht durch übermäßigen Stickstoffdünger zu Höchstleistungen gezwungen wird, so kennt doch auch der MASIPAG-Bauer Pflanzenkrankheiten und Schädlinge, die ihm die Früchte seiner Arbeit streitig machen wollen. Er nutzt hingegen biologische Methoden, statt teurer und gefährlicher Pestizide. Der MASIPAG-Bauer wählt robuste Sorten und mischt Kulturen auf die beschriebene Weise. Und er nutzt die teilweise seit alten Zeiten bekannten, teils neu entdeckten Wirkungen von Pflanzenextrakten, um die gefährlichen Konkurrenten abzutöten oder zu vertreiben. Von einer solchen Methode wird weiter unten noch die Rede sein.

Was das MASIPAG-Beispiel für mein Thema so viel interessanter macht als viele andere Initiativen und Projekte, die ähnliche Prinzipien entwickelt haben, ist der Umstand, dass es in seinen Wirkungen sehr intensiv untersucht worden ist. In den Jahren 2007 und 2008 wurde eine groß angelegte Studie durchgeführt, mittels derer erhoben werden sollte, welche Ergebnisse die ökologischen Anbaumethoden im Vergleich zu den konventionellen Methoden zeitigen. Dafür wurden in den Regionen Luzon, Visayas und Mindanao insgesamt 840 in Struktur und Größe vergleichbare Bauernhöfe ausgewählt. Diese Untersuchungsgruppe wurde drei Kategorien zugeordnet:

- 280 bereits völlig auf ökologische Erzeugung umgestellte Höfe;
- 280 Höfe, die ihre Umstellung gerade begonnen hatten;
- 280 Höfe, die konventionell wirtschafteten.[10]

Da für die Datenerhebung bei den philippinischen Kleinbauern nicht auf Buchführungsergebnisse oder amtliche Statistiken zurückgegriffen werden konnte, arbeiteten die Wissenschaftler vor allem mit Befragungen. In deren Verlauf versuchten sie zusammen mit den Probanden, die heutige ökonomische Situation durchzurechnen und die Veränderungen über die letzten sieben Jahre auf der Grundlage der subjektiven Wahrnehmung und Erfahrung zu plausibel zueinander passenden Zahlen zu verdichten.

Auch wenn es lohnend ist, sich alle Ergebnisse anzusehen, muss ich hier auf die Originalstudie verweisen und mich darauf beschränken, einige Punkte herauszugreifen. Es verwundert nicht, dass die MASIPAG-Bauern mehr verschiedene Pflanzen und innerhalb derselben Art mehr Sorten anbauten, einen bunteren Speisezettel und eine bessere Gesundheit vorzuweisen hatten als ihre Kollegen aus der konventionell wirtschaftenden Grüne-Revolution-Fraktion. Zweierlei aber sticht heraus: erstens, dass der hohe Einsatz von teuer zugekauften Betriebsmitteln und von Hochertrags-Reissorten in den konventionellen Betrieben im Gesamtdurchschnitt nicht zu höheren Erträgen führte. Die MASIPAG-Sorten im ökologischen Anbau schnitten gleich gut ab: Mit Erträgen zwischen 3287 kg/ha und 3478 kg/ha je nach Anbauregion konnten keine signifikanten Unterschiede zwischen den beiden Anbauverfahren festgestellt werden. Der zweite Punkt ergibt sich unmittelbar aus dem ersten. Denn Reis ist das Hauptprodukt der philippinischen Bauern, und gleich hohe Erträge führen zu höheren Einkommen, wenn man dafür weder Spritz- noch Düngemittel einkaufen muss: Sowohl in absoluten Zahlen je Betrieb als auch auf den Hektar Land bezogen, lagen die Einkommen der ökologisch wirtschaftenden Betriebe im Durchschnitt signifikant über denen der konventionell wirtschaftenden Höfe. Dieses Ergebnis fiel noch viel deutlicher aus, wenn man die für die Eigenversorgung verwandten Erzeugnisse der Betriebe hinzurechnet.

Wichtig ist auch, dass die Eigenkapitalbildung der Ökobetriebe über den Referenzzeitraum mit 4749 Pesos positiv war, während sie bei den konventionellen Betrieben durchschnittlich fast um 5000 Pesos abgenommen hatte. Bei den Ökobetrieben sank der Anteil der verschuldeten Betriebe. Auch insgesamt hatten Ökobauern weniger Schulden als ihre konventionell arbeitenden Kollegen.

Da liegt es auf der Hand zu fragen, weshalb nicht alle philippinischen Bauern längst nach diesem Vorbild arbeiten, wenn es so erfolgreich ist. Für mich war das jedenfalls die wichtigste Frage, als ich die Gelegenheit hatte, Chito – so wird der Nationalkoordinator von MASIPAG genannt – über Sauerkraut und Schweinsbraten, den er in unserem Dorfgasthaus dringend probieren wollte – nach Herzenslust zu löchern. Er nannte mir drei Gründe, weshalb aus den mittlerweile stattlichen 35 000 MASIPAG-Mitgliedern noch immer keine Millionen geworden sind. Erstens seien die wirtschaftlichen Vorteile für die betroffenen Bauern keineswegs so offensichtlich, wie die Studie glauben macht. Denn noch weniger als auf kleinen, nicht buchführungspflichtigen Bauernhöfen hierzulande hat der philippinische Kleinbauer einen genauen Überblick über seine wirtschaftliche Situation. Der Hauptanreiz für alle Bauern, die an der Studie mitgewirkt haben, sei deshalb die Möglichkeit gewesen, die gefühlte Zufriedenheit oder Unzufriedenheit mit der eigenen Situation durch Zahlen zu objektivieren. Zweitens setze die philippinische Regierung nach wie vor auf die Konzepte der Grünen Revolution, gebe einen erheblichen Teil ihres Agrarhaushaltes für die Subventionierung von Dünge- und Pflanzenschutzmittel aus und erkläre den Bauern durch die staatlichen Agrarberater, nur eine solche Landwirtschaft sei modern.

Der dritte Grund, den er genannt hat, hat mir schon deshalb am meisten eingeleuchtet, weil er sich mit meinen eigenen Erfahrungen deckt: Man wird auf den Philippinen ebenso wenig wie hier schon morgen zum Biobauern, indem man heute beschließt, keinen Kunstdünger und keine Pestizide mehr einzusetzen. Es gilt vielmehr, ein System zu verlassen und sich in einem neuen zurechtzufinden. Dafür muss man nicht nur zusätzliche Kenntnisse erwerben oder sich längst vergessenes Wissen wieder aneignen, sondern auch Durststrecken überwinden. Ein plastisches Beispiel dafür bietet die oben beschriebene Umstellung des Weidesystems: Von dem Moment an, in dem man beschließt, dem Vieh nicht mehr zu erlauben, ständig am Gras herumzunagen, bis zu dem Moment, in dem es so weit herangewachsen sind, dass man es schneiden kann, liegt ein Zeitraum, während dessen man auf andere Futterquellen ausweichen muss. Wenn man diese Futterquellen aber nicht hat, dann muss man beim alten System bleiben – denn sonst verhungert unterdessen das Vieh. Und ganz grundsätzlich gilt: Auf die leicht zu handhabenden Betriebsmittel aus der chemischen Industrie und ihre unmittelbar eintretende Wirkung zu verzichten, um ein neues System auszuprobieren, ist kein einfaches Unterfangen. Wer je versucht hat, bei Kinderkrankheiten nicht den Arzt und die Apotheke aufzusuchen, sondern Großmutters Hausmittel und die Erkenntnisse der Naturheilkunde anzuwenden, weiß, wovon ich rede. Dass die Experimentierfreude philippinischer Kleinbauern gering ist, deren Hauptsorge der Frage gilt, wo morgen das Essen für die Kinder herkommen soll, können wir alle uns wohl leicht vorstellen.

Es bleibt deshalb für die MASIPAG-Bewegung ebenso wie für viele ähnliche Initiativen in anderen Ländern und Kontinenten eine große Herausforderung, ihr Wissen und ihre Fertigkeiten mit anderen Bauern zu teilen.

Vom intelligenten Umgang mit der Natur: das Push-and-pull-System

Diese Feststellung gilt auch für mein zweites Beispiel, mit dem ich erläutern will, was ich unter »intelligenter Nutzung natürlicher Regelungsmechanismen« verstehe. Denn hier geht um eine Technologie, die eigentlich schon ein Klassiker ist, aber trotzdem noch lange nicht überall dort angewandt wird, wo es nötig wäre.

Hierfür müssen wir den Kontinent wechseln und uns in

jenen Teil Afrikas bewegen, der südlich an die Sahara und die Sahelzone anschließt. Hier sind Hirse und Mais das, was auf den Philippinen der Reis ist: die wichtigsten Grundnahrungsmittel. Beide, Hirse und Mais, haben mit einem Unkraut zu kämpfen, das zwar hübsch anzusehen, weil rosa blühend, in seiner Wirkung aber brandgefährlich ist: das Striga-Gras. Es verdrängt nicht nur, wie jedes andere Unkraut, die Kulturpflanze und konkurriert mit ihr um Licht und Wasser, sondern es parasitiert sie: Unterirdisch docken die Wurzeln des Striga-Grases an die Maiswurzeln an und saugen sie aus. Diese direkte Verbindung macht es auch schwer, das Unkraut mit Chemikalien zu bekämpfen, ohne die Wirtspflanze gleich mit zu schädigen. Den Mais schädigt oberirdisch noch ein zweiter Organismus: der Maiszünsler. Dieser unscheinbare Schmetterling, den wir auch in unseren Breiten leidvoll kennen, legt seine Eier auf die Maisblätter. Die Raupen bohren sich dann in den Stengel, wo sie die Standfestigkeit der Pflanze schwächen, oder in die Kolben, wo ihnen an den Fraßstellen Pilzbefall folgt. Es gibt konventionelle Bekämpfungsmethoden. So kann man Insektizide ausbringen, muss aber den richtigen Zeitpunkt treffen, und das mehrmals immer dann, wenn die Insekten einen neuen Angriff fliegen. Man kann den Mais auch gentechnisch so verändern, dass er in allen seinen Pflanzenteilen ein Insektizid bildet, das in der Natur von einem Bakterium hergestellt wird und dessen Gene in die der Pflanze eingebaut wurden. Beides ist teuer, und der Einsatz der Insektizide schafft Probleme beim Anwenderschutz. Der zu Insektengift gewordene Mais ist als Grundnahrungsmittel in seiner Wirkung auf die Menschen ebenso bedenklich wie in seiner Wirkung auf die sonstige Insektenwelt. Und weil er als Gentechnikpflanze patentgeschützt ist, muss der Bauer jedes Jahr das recht teure Saatgut aufs Neue kaufen. Weil es auch gegen den Maiszünsler keine wirklich praktikable Abwehrmethode gibt, hat die Kombination mit Striga-Gras das Zeug dazu, Hungerkatastrophen auszulösen.

Angesichts dieser Bedrohung machten sich Forscher des International Centre of Insect Physiology and Ecology (ICIPE) in Kenia zusammen mit Kollegen des britischen Rothamsted Research Instituts daran, ein System der ökologischen Regulierung zu finden. Sie suchten nach Organismen, die das Problem entschärfen könnten.

Was sie nach Jahren des Suchens und Versuchens gefunden haben, ist so etwas wie das Flaggschiff der biologischen Schädlingsbekämpfung geworden: das Push-and-pull-System. Es ist schnell beschrieben: Zwischen den Reihen des Maisfelds pflanzt der Bauer Desmodium. Diese Pflanze hat mehrere günstige Eigenschaften. Sie wächst üppig und verfügt deshalb über eine hohe Konkurrenzkraft gegenüber Unkraut. Weil sie eine Leguminose ist, bringt sie Stickstoff in den Boden und düngt auf diese Weise die Maispflanze. Und zudem scheiden ihre Wurzeln zwei Substanzen aus: eine, die den Striga-Samen zum Keimen bringt, und eine zweite, die die Keimlinge dieses Krauts absterben lässt. Zu guter Letzt verströmen ihre Blätter einen Stoff, der das Wohlbefinden des Stengelbohrers nachhaltig stört und ihn aus dem Maisfeld »pusht«. Als zusätzliche Motivation, es zu verlassen, wird um die Parzelle herum Elefantengras (Napier) gepflanzt. Das ist wiederum völlig nach dem Geschmack des Falters und lädt ihn zur Eierablage ein. Damit sitzt er aber einem fatalen Irrtum auf. Denn die Raupen, die sich später entwickeln, bleiben auf der klebrigen Oberfläche der Blätter hängen und gehen ein. Dass schließlich Desmodium, als Gründünger in den Boden eingearbeitet, die Bodenfruchtbarkeit erhöht und die Erosion verhindert, während Napier ein vorzügliches Futter für die Tiere abgibt, rundet das Push-and-pull-System aufs vortrefflichste ab. Genial daran ist nicht nur, dass es funktioniert – es bringt den Bauern auch nicht in die Situation, teure Spritzmittel oder Gentechniksaatgut erwerben und sich im Zweifelsfall dafür verschulden zu müssen.

Die Spatzen pfeifen's von den Dächern

Damit ist die Begründung meiner Thesen abgeschlossen, und ich hoffe, Sie können meiner Schlussfolgerung zustimmen, dass nicht mangelnde Produktivität für den Hunger so vieler Menschen verantwortlich ist, dass das Modell der industriellen Landwirtschaft auf Dauer nicht funktioniert und dass die ökologische Intensivierung einen gangbaren Weg zu einem tatsächlich nachhaltigen System von Landwirtschaft und Ernährung darstellt.

Wenn Sie mir darin folgen, dann befinden Sie sich keineswegs in einer einsamen Ecke als ideologisch verbohrter Sonderling. Denn in den letzten Jahren häufen sich Positionen und Papiere, die zu genau den gleichen Schlüssen gelangen, wie ich sie hier entfaltet habe. Diese Stellungnahmen kommen aus ausgesprochen unterschiedlichen Richtungen. Die wichtigste dürfte der »Weltagrarbericht« sein, der von 400 Autoren aus Wissenschaft und Praxis zusammengetragen wurde und das Resultat einer mehrjährigen Arbeit auf allen Kontinenten ist.[11] Auch Papiere der UNEP[12] und der UNCTAD[13] – also der Umwelt- und der Handelsorganisation der Vereinten Nationen – schlagen in die gleiche Kerbe. Erwähnenswert ist auch eine Studie der Deutsche Bank Research »Lebensmittel – Eine Welt voller Spannung«[14] und eine aus der Universität Göttingen über »Global Food Security«[15]. Und wenn der neue Chef der Landwirtschaftsorganisation der Vereinten Nationen in einem *SPIEGEL*-Interview zu Protokoll gibt: »Wir haben hundert Jahre gebraucht, die Chemie in die Landwirtschaft einzubringen. Wir werden sie deutlich schneller wieder loswerden«, dann sind das nicht nur ganz neue Töne aus der FAO, sondern vor allem ein deutlicher Fingerzeig, wohin sich die Landwirtschaft nun entwickeln muss.[16]

Die Hebel für den Wandel

Leider sieht die Realität aber ganz anders aus, als FAO, UNEP und die Verfechter einer ökologischen Intensivierung sich dies wünschen. In den Ländern des Nordens und auch in vielen Schwellenländern fährt der Zug unter Volldampf in Richtung Industrialisierung der Landwirtschaft. Die Betriebsflächen und Tierbestände werden immer größer, die Fruchtfolgen immer einseitiger, die Maschinen immer schwerer. Das ganze Agrarwirtschafts-System orientiert sich währenddessen zunehmend weg von regionalen Wirtschaftskreisläufen und hin zu globalen Handelsströmen.

All das macht eine Frage dringlich: Was muss getan werden, um dem entgegenzusteuern und die erforderliche Transformation einzuleiten?

»Die Farbe der Forschung«

Ein zweitägiger Workshop in Berlin trug diesen schönen Namen und wollte herausfinden, welche Art von Forschung im Agrarbereich erforderlich ist, um den Boden für eine nachhaltige Landwirtschaft zu bereiten. Wenn landwirtschaftliche Forschung relevant für die landwirtschaftliche Praxis ist – und das wollen wir ja hoffen! –, dann sind die Fragen, die diese Forschung sich vornimmt, auch relevant dafür, welche Art von Landwirtschaft sich entwickelt.

Eine Forschung, die sich darauf konzentriert, Wissen zu generieren, die aber keine patentierbaren Produkte hervorbringt, kann von Industrieunternehmen nicht geleistet werden. Denn die müssen die Aufwendungen ihrer Forschungsabteilungen durch die wirtschaftliche Verwertung der Forschungsresultate refinanzieren, und dafür kann man sie nicht kritisieren. Ergebnisse wie das oben geschilderte »Push-and-pull-System« kann deshalb nur von Forschern erarbeitet werden, die vom Staat oder aus gemeinnützigen Quellen finanziert werden.

Das ist sehr typisch für die Ansätze der Ökolandbau-Forschung. Das Projekt ist auch eines der wenigen, die es von der Grundlagenforschung bis in die breite praktische Anwendung geschafft haben.

Das derzeitige Anreizsystem für Wissenschaftler ist dafür auch nicht gerade förderlich. Angesichts knapp gefüllter öffentlicher Kassen ist das Einwerben von Drittmitteln für Institute von großer Bedeutung, und in welchem Maße dies einem Institutsleiter gelingt, ist wichtig für dessen Renommee in der wissenschaftlichen Welt. Dass Drittmittel im Wesentlichen von der Industrie zu haben sind, diese aber wiederum auf Patente angewiesen ist, ist ein Fingerzeig, welche Art von Forschung dieses System hervorbringt. Zudem gibt es für Wissenschaftler wenig Anreize, unmittelbar für die Praxis relevante Ergebnisse zu erzielen und diese an die Landwirte zu kommunizieren. Denn ihre Reputation wird nicht positiv beeinflusst, indem sie in von Praktikern gelesenen Zeitschriften publizieren, sondern wenn sie möglichst oft in »peer reviewed« und damit von ihresgleichen gelesenen Fachjournalen erscheinen.

Es ist sehr schwierig herauszufinden, welcher Anteil der Agrarforschungsgelder für spezifische Fragen des ökologischen Landbaus aufgewandt wird. Das liegt an einer unübersehbaren Vielfalt an Forschungsförder- und -finanzierungsprogrammen von Land, Bund und EU, von Stiftungen und Unternehmen. Es liegt aber auch daran, dass nicht die eine Forschung ausschließlich für den Ökolandbau, die andere ausschließlich für die konventionelle Landwirtschaft von Interesse ist. Manche Erkenntnis aus der Ökolandbau-Forschung, zum Beispiel bei der Entwicklung von Maschinen für die mechanische Unkrautbekämpfung, aber auch die Züchtung von Sorten unter Ökobedingungen, in denen die Pflanzen sich ohne die Unterstützung von Chemie und Stickstoffdüngung behaupten müssen, hat Ergebnisse hervorgebracht, die für die gesamte Landwirtschaft interessant waren.

Trotzdem ist aber klar: Wenn es, wie in einer Antwort der Bundesregierung auf eine Anfrage der Grünen im Bundestag steht, 4 Milliarden Euro Agrarforschungsmittel gibt, dann ist der Anteil der für den Ökolandbau eingesetzten ganz sicher um ein Vielfaches geringer als die 6 Prozent, die er derzeit an der deutschen Agrarfläche einnimmt. Das hat zum einen die Folge, dass viele drängende Fragen nicht bearbeitet werden – zum Beispiel, wo es, wie im geschilderten Push-and-pull-Ansatz, um das Zusammenwirken vieler Faktoren im System geht. Die magere Mittelausstattung bewirkt aber auch, dass sich junge Wissenschaftler, die ja im Blick haben müssen, wo sie Ressourcen für ihre Arbeit finden, beispielsweise eher dafür entscheiden, ihre Karriere in der Molekularbiologie zu suchen als in der ökologischen Züchtungsforschung.

Für die Fragestellung, welchen Hebel die Forschung für einen Systemwechsel hin zu mehr ökologischem Landbau darstellt, bedeutet das: Der Staat muss zunehmend und mit verlässlich langfristigen Perspektiven seine Mittel anders einsetzen – für eine von den Interessen von Agrarkonzernen unabhängige Forschung, für systemische Ansätze, in denen viele verschiedene Disziplinen zusammenarbeiten und bäuerliches Wissen und bäuerliche Erfahrung intensiv genutzt werden.

Es genügt aber nicht, einfach Forschungsmittel neu zu verteilen. Die Bundesregierung muss eine langfristig gesicherte Struktur schaffen, die Wissenschaftler aus vielen Forschungsdisziplinen und -institutionen sowie die Praktiker der Wertschöpfungskette miteinander verbindet. Ein solches »Exzellenz-Netzwerk für Ökosystemare Agrarforschung« könnte dann dafür sorgen, dass Forschungsansätze und wissenschaftliche Arbeiten von Spezialisten und Praktikern verschiedener Disziplinen gemeinsam konzipiert und durchgeführt werden. Es könnte die Umsetzung politischer Zielvorgaben überprüfen, durch die die Forschungslandschaft in ihrer gesamten Breite verpflichtet wird, sich mit den Fragen der ökologischen Land- und Lebensmittelwirtschaft zu befassen. Und es könnte sich in die Erarbeitung von Ausschreibungen für Forschungsprojekte auf nationaler und internationaler Ebene einbringen, um sicherzustellen, dass ökologische Gesichtspunkte berücksichtigt werden.

Bildung, Bildung, Bildung …

Ökolandbau-Forschung wird nur dann einen Beitrag zum Fortschritt leisten, wenn es einen Ausbildungsgang gibt, der ein Verständnis für dieses System vermittelt. Und auch die Anwendung neuer Erkenntnisse setzt Ausbildung voraus. Bildung ist deshalb ein wichtiges Instrument für den Wandel hin zu einer ökologisch nachhaltigen Landwirtschaft und Ernährung.

In Deutschland gibt es flächendeckend Landbauschulen, in denen junge Menschen, die nicht den Weg über Fachhochschulen oder Universitäten gehen, den Beruf des Landwirts erlernen können. Bis 2014 gab es nur zwei – eine in Nordrhein-Westfalen und eine in Bayern –, in denen man systematisch in Ökolandbau geschult werden konnte. Zwei weitere in Bayern werden jetzt eingerichtet.

Ich kann nichts Verlässliches über den Umfang sagen, in dem in den »normalen« Landbauschulen Kenntnisse über alternative Produktionsmethoden vermittelt werden. Sicher hängt das auch vom Grad der Aufgeschlossenheit und den Kenntnissen der einzelnen Lehrkräfte ab. Mir begegnen aber immer wieder junge Landwirte, die davon berichten, wie ihnen in ihrer Berufsausbildung Ökolandbau als leicht versponnener, praktisch eigentlich nicht umsetzbarer Weg von Sonderlingen vermittelt worden sei und dass ihre Ausbildung vom Bild einer technikzentrierten, industriellen und ihr Heil im Wachstum suchenden Landwirtschaft geprägt gewesen sei. Zwar ist meine eigene Ausbildung an der landwirtschaftlichen Fakultät der Technischen Universität München in Weihenstephan schon fast 40 Jahre her, und ich bin zuversichtlich, dass man dort Biolandwirtschaft nicht mehr wie damals in Anführungszeichen setzt. Aber die Grundüberzeugung, dass man in der feindlichen Natur nur überleben kann, wenn man von BASF, Syngenta und all den anderen an die Hand genommen wird, dürften auch heute noch die meisten derer teilen, die sich nach bestandener Prüfung in die Praxis, die Beratung oder die Verwaltung aufmachen. Ohne die vielen guten Ansätze, die es schon gibt, kleinreden zu wollen, bin ich überzeugt, dass hier noch viel »Luft nach oben« ist. Kolleginnen und Kollegen aus anderen Ländern Europas bestätigen meine Erfahrungen auch für ihre Länder immer wieder.

Was politisch geschehen muss, ist beides: Wir brauchen in allen Bundesländern spezialisierte Landbauschulen, in denen umfassend ökologische Landwirtschaft unterrichtet wird. Diese Schulen müssten Zusatzkurse für diejenigen anbieten, die auf den Regel-Landbauschulen Interesse für das Thema entwickelt haben. In allen beruflichen Schulen sollte zudem das Fach ökologischer Landbau einen Schwerpunkt bilden – was allerdings voraussetzt, dass entsprechend ausgebildete Lehrkräfte zur Verfügung stehen. Diese Forderung beschränkt sich im Übrigen nicht auf die Ausbildung landwirtschaftlicher Praktiker, sondern gilt ebenso für das Lebensmittelhandwerk.

In Entwicklungs- und Schwellenländern ist das Problem deshalb noch gravierender, weil es meist so gut wie überhaupt keine Berufsausbildung für Landwirte gibt. Dort, wo sie in Form von Kursen angeboten wird, steht der Umgang mit Geräten und den Hilfsmitteln des »modernen« (jetzt bin ich es, der die Anführungsstriche setzt …) Landbaus aus den

Chemiefabriken der Agrarindustrie auf dem Stundenplan. Bei einem Besuch in Namibia erzählte mir ein Mitarbeiter der deutschen Entwicklungshilfe-Organisation GIZ von einem Programm der Europäischen Union, das gerade in der deutschen Botschaft vorgestellt worden sei. Mit einem Etat von 32 Millionen Euro wolle man unter den Ovambo in den Ackerbauregionen des Nordens eine moderne Landwirtschaft aufbauen. Ein Großteil der Mittel sollte verwendet werden, um Düngemittel und Pestizide zu subventionieren; das Ganze sollte von Ausbildungsmaßnahmen flankiert werden. Ich war sehr erleichtert, als ich später erfuhr, das Projekt sei nicht zustande gekommen, weil es zu schwierig gewesen sei, das Geld an der lokalen, sehr saugfähigen Bürokratie vorbeizuleiten. Denn was auf eine solche Weise geschaffen wird, ist nicht Entwicklung, sondern Abhängigkeit!

Allerdings gibt es auch hier bemerkenswerte Ausnahmen. Einer bin ich beim selben Namibiabesuch begegnet: Auf einem Demeter-Betrieb in privater Trägerschaft wurde die einzige Landbauschule des Landes eingerichtet. Eine andere habe ich in Äthiopien kennengelernt. Dort gibt es die »Best Practice Association« (BPA). Sie verbreitet mit großem Erfolg Kenntnisse über Methoden der ökologischen Intensivierung, indem sie Bäuerinnen und Bauern, die solche Methoden beherrschen und zum Teil sogar selbst entwickelt haben, mit anderen Bauern zusammenbringt, die von ihnen lernen wollen. Die BPA entwickelt jetzt ein Modul, in dem sich Bauern gegenseitig und unterstützt durch ein äthiopisches Institut zum Thema »Aufbau von Bodenfruchtbarkeit« fortbilden. Ich konnte die Menschen dort mit Wissenschaftlern zusammenbringen, auf die ein ähnliches Projekt für

Österreich und Deutschland zurückgeht – ein wunderbarer Weg, um lokale Lösungen für ein globales Problem zu finden!

Es ist gut, dass die Entwicklungszusammenarbeit in den letzten Jahren die Landwirtschaft wieder entdeckt hat und hier endlich wieder einen Schwerpunkt setzt. Wenn der allerdings nach dem Muster des namibischen EU-Projekts umgesetzt wird, steigt in erster Linie der Umsatz in Leverkusen, Ludwigshafen und St. Louis. Dass auch hier ein Schwerpunkt auf Systeme der ökologischen Intensivierung gelegt werden muss, ist eine Forderung, die weit davon entfernt ist, erfüllt zu werden.

Wichtig ist noch anzumerken, dass auch in der breiten Bevölkerung Bildung über Landwirtschaft und Ernährung zu den Voraussetzungen der Transformation zählt.

Konkurrenz belebt das Geschäft

Bereits die beschriebenen Forderungen an Forschungs- und Bildungspolitik erfordern das Bohren dicker Bretter. Sicher wird aber niemand erwarten, dass eine wie immer geartete nationale oder europäische Regierung die Umstellung der gesamten Flächen auf ökologischen Landbau per Dekret verordnet.

Das wäre im Übrigen nicht nur nicht durchsetzbar, sondern würde auch nicht funktionieren. Denn wie geschildert reicht es ja nicht, chemisch-synthetische Spritz- und Düngemittel wegzulassen, um Biobauer zu werden. Ein ganz neues

System wird aber nur derjenige erfolgreich einführen, der es auch in all seinen Facetten nachvollziehen kann. Weil man nur das gut macht, was man mit voller Überzeugung vertritt, würde eine verordnete Massenumstellung zu einem Massenscheitern führen.

Auch ist es ja keineswegs so, dass der ökologische Landbau, wie wir ihn heute betreiben, bereits fertig und makellos wäre. Auch wenn er im Blick auf all die Parameter von Ressourcenverbrauch über Treibhauswirkung bis zur Biodiversität das deutlich nachhaltigere System ist – endgültig nachhaltig im Sinne von »Was wir heute machen, können wir genauso auf Dauer so weiter machen« ist auch er noch nicht. Zu viel gibt es noch zu entwickeln und zu entdecken und zu verbessern. Sichtbar wird das auch an den fortschrittlichen Spitzenbetrieben, deren Boden lebendiger, deren Tiere gesünder, deren Energieverbrauch geringer oder deren Erträge höher sind, als das bei denen der Fall ist, die gerade mal die gesetzlichen Anforderungen erfüllen bzw. über diesen Zustand noch nicht weit hinausgekommen sind. Ökolandbau ist deshalb nicht als Zustand, sondern als Weg zu beschreiben.

Vielversprechender als eine staatliche Umstellungsverordnung wäre deshalb, die beiden Systeme – das der konventionellen und das der ökologischen Landwirtschaft – sich in Konkurrenz zueinander entwickeln zu lassen. Denn Konkurrenz belebt bekanntlich nicht nur das Geschäft, sondern auch die Kreativität und könnte jene Kräfte freisetzen, die es braucht, um zu einer ebenso nachhaltigen wir effizienten Nahrungserzeugung zu gelangen. Allerdings würde sie diese Wirkung nur haben, wenn sie fair wäre – wenn also die Konkurrierenden unter gleichen Voraussetzungen gegeneinander anträten.

Eine Chancengleichheit von konventioneller und ökologischer Landwirtschaft ist in der jetzigen Situation jedoch nicht gegeben. Und das liegt an der Externalisierung der Kosten. Weil dieser Begriff zwar sperrig, aber von zentraler Bedeutung ist, lohnt es sich, ihn zu erläutern. Er bezeichnet alle Kosten, die bei der Produktion von Dienstleistungen und Gütern zwar anfallen, in der Kostenrechnung der Betriebe aber keine Rolle spielen, weil sie von anderen getragen werden. Die anderen – das ist in der Regel die Allgemeinheit, weil es sich um soziale und ökologische Kosten handelt.

Ein sehr schönes Beispiel dafür hat im Jahr 2011 das Französische Landwirtschaftsministerium geliefert. Dort wollte man wissen, welche Kosten bei der Gewinnung von Trinkwasser entstehen, wenn Pestizide und Nitrat aus dem Wasser gefiltert werden. Im Wesentlichen haben die Autoren der Studie nichts anderes gemacht, als die Daten zu erheben, die an allen Wasserwerken verfügbar sind. Sie betonen, dass es sich dabei um Kosten handelt, die unmittelbar anfallen und die von den Franzosen in ihrer Eigenschaft als Trinkwasserkunden oder als Steuerzahler heute schon aufgebracht werden müssen. Sie kamen dabei auf eine Summe von jährlich rund 1,5 Milliarden Euro. Dieser Betrag macht etwa 10 Prozent der nationalen Wasserrechnung aus. Bezogen auf die landwirtschaftlichen Nutzflächen der Wassereinzugsgebiete sind das bis zu 2400 Euro je Hektar.

Das seien, so heißt es weiter in der Studie, lediglich die Kosten, die entstehen, um die Belastung unterhalb der Grenzwerte zu halten, die in der Europäischen Union für dieses wichtigste aller Grundnahrungsmittel gelten – und das, obwohl 8 Prozent der Franzosen wenigstens einmal im Jahr Trinkwasser konsumieren, das diese Grenzwerte nicht einhält.

Deshalb wurde eine weitere Rechnung zu folgender Frage angestellt: Was würde es kosten, wollte man die Mengen an Pestiziden und Nitrat vollständig aus dem Grundwasser herausfiltern, die jedes Jahr durch die Landwirtschaft in den Boden gelangen? Da sowohl die Eintragsmengen als auch die Kosten je Kilogramm für das Reinigen bekannt sind, ist es auch leicht, diese Summe zu ermitteln: Sie beträgt 54 Milliarden Euro! Jährlich!

Nicht mitgerechnet sind die Kosten, die in bestimmten anderen Wirtschaftszweigen (Tourismus, Muschelzucht, Fischerei, Heilbäder usw.) anfallen und die unmittelbar ebenfalls durch die Belastung des Wassers verursacht werden.

Weil die Wertschöpfung der französischen Landwirtschaft insgesamt knapp 30 Milliarden Euro beträgt, wird klar: Müssten die Bauern auch nur den am Trinkwasser angerichteten Schaden durch die Übersendung eines Schecks an die Wasserwerke begleichen, müssten sie den doppelten Preis für ihre Erzeugnisse verlangen, um nicht bankrottzugehen. Heute bezahlt diesen Preis die Allgemeinheit – und nicht die Kundschaft an der Ladentheke. Während gleichzeitig die Kunden, die Bioprodukte erwerben, tatsächlich den doppelten Preis im Vergleich zu konventionellen Produkten entrichten: dies aber für Produkte, bei deren Herstellung dem Trinkwasser *kein* Schaden zugefügt wurde. Zusätzlich kommen sie über ihre Wasserrechnung sowie über Abgaben und Steuern noch für die Schäden der konventionellen Landwirtschaft auf. Das lateinische Wort »pervers« bedeutet auf

Deutsch »umgedreht«. Wäre es übertrieben, dieses Adjektiv auf den geschilderten Sachverhalt anzuwenden?

Selbstverständlich ist es keine Spezialität der französischen Landwirtschaft, so hohe Kosten zu verursachen. Verdienstvollerweise sind es aber nur sie, die bislang eine so umfängliche Studie erstellt haben, und es gibt keinen Grund zu der Annahme, dass eine vergleichbare Erhebung in Deutschland oder anderen Ländern zu substanziell anderen Ergebnissen führen würde.

Preise sind das Kommunikationsmittel des Marktes. Und ebenso, wie zwischenmenschliche Kommunikation scheitert, wenn gelogen wird, so versagt auch der Markt, wenn die Preise nicht die tatsächlichen Kosten widerspiegeln. Denn in diesem Fall müssen sich die Marktteilnehmer darin überbieten, die Kosten ihrer Produktion auf die Allgemeinheit abzuwälzen, um sich auf dem Markt behaupten zu können.

Gerade im Blick auf meine konventionellen Berufskollegen ist es mir wichtig, an dieser Stelle festzuhalten, dass wir hier über ökonomische und nicht über ethische Kategorien sprechen. Es ist keineswegs so, dass der Biobauer die moralische Lichtgestalt, der konventionell wirtschaftende Kollege hingegen der finstere Knecht der Agrarindustrie ist. Zwar habe ich immer eine Vielzahl von Entscheidungsmöglichkeiten zwischen richtig und falsch. Wenn ich aber in einem durch bestimmte Rahmenbedingungen geprägten Bereich – zum Beispiel in der konventionellen Landwirtschaft – arbeite, dann muss ich mich nach deren Spielregeln richten. Ich muss jede Möglichkeit zur Kostensenkung und Produktivitätssteigerung nutzen, die auch allen anderen zur Verfügung steht. Nur dann kann ich im Wettbewerb bestehen. Erst wenn ich das System wechsle und mit ihm die Rahmenbedingungen – zum Beispiel durch Umstellung auf den ökologischen Landbau –, dann ändern sich auch meine Wettbewerbsbedingungen und die Handlungsalternativen.

Dass Preise lügen, ist keineswegs nur in der Landwirtschaft so – aber es hat dort ein besonderes Gewicht, weil Landwirtschaft mehr als jeder andere Wirtschaftszweig mit öffentlichen Gütern umgeht. Wenn wir den übermäßigen Verbrauch und die Schädigung öffentlicher Güter beenden wollen, dann müssen wir dafür sorgen, dass die dabei entstehenden Kosten sich im Preis der erzeugten Produkte widerspiegeln, kurzum: »internalisiert« werden.

So weit, so einfach und logisch.

Den Wandel vollziehen

Kompliziert wird's, wenn es darum geht, Kostenexternalisierungen zu beenden, also dafür zu sorgen, dass die Preise die Wahrheit sprechen. Jedenfalls, wenn man diese Aufgabe realistisch angeht – also in dieser Welt und mit den Instrumenten, die hier üblicherweise zur Verfügung stehen.

Als Erstes wäre es für die politische Diskussion sehr hilfreich, genauere Vorstellungen über die Dimension externer Kosten zu haben. Bislang ist an dieser Frage – auch in anderen Wirtschaftsbereichen – noch sehr wenig gearbeitet worden. Für die Lebensmittelerzeugung sind es in England der Sustainable Food Trust und in den Niederlanden True Price, die sich darauf spezialisiert haben. Das Freiburger Ökoinstitut hat 2014 für Deutschland ein Arbeitspapier vorgelegt, in dem es darum geht, wie teuer gutes Essen wirklich ist.

Da es wohl nicht möglich ist, für jedes Nahrungsmittel die Summe der externen Kosten zu ermitteln, um es anschließend mit einer produktspezifischen Steuer zu verteuern, müssen einfacher zu handhabende und dennoch wirksame Instrumente gefunden werden. Die Diskussion darüber, welche das sein könnten, ist in vollem Gang.

Solche Instrumente lassen sich drei Kategorien zuordnen:

- Ordnungsrecht
- Steuern und Abgaben
- Förderprogrammen

Nach dem Geschmack der Betroffenen überspannt das Ordnungsrecht den Bogen schon lange; an Umwelt- und Tierschutz interessierte Politiker und Verbände können sich noch sehr viel mehr vorstellen, als heute vorgegeben ist. So würde das Verbot des oben beschriebenen Schnabel-Kürzens bei Hühnern oder des Ringelschwanz-Abschneidens bei Schweinen andere Haltungsformen erzwingen: Die Tiere müssten dann mehr Bewegungsfreiheit bekommen, und man müsste ihnen Beschäftigungsmöglichkeiten bieten. Das Baurecht könnte verhindern, dass Ställe dort entstehen, wo die Fläche für den Anbau von Futter und das grundwasserverträgliche Ausbringen der Gülle fehlt. Man könnte auch die Anwendung von Totalherbiziden wie Glyphosat verbieten, die im Verdacht stehen, gesundheitsschädigend zu sein, und die die biologische Vielfalt schädigen, weil sie alle grünen Pflanzen beseitigen.

Eine alte Forderung der ökologischen Landwirtschaft ist es, auf den Verkauf von Stickstoffdüngern und Pestiziden eine Abgabe zu erheben. Sie müsste hoch genug sein, um es wirtschaftlich interessant zu machen, diese Mittel nicht oder wenigstens reduziert einzusetzen. Und sie dürfte nicht zum Stopfen von Haushaltslöchern verwendet werden – weshalb eine Abgabe und nicht eine Steuer gefordert wird. Vielmehr sollte der Ertrag für die Förderung von Produktionssystemen eingesetzt werden, die ohne solche Betriebsmittel arbeiten.

Ein ähnliches Instrument müsste den Einsatz von importierten Eiweißfuttermitteln verteuern, um damit wenigstens einen Teil der Schäden in ihren Preis einzurechnen, die bei ihrem Anbau in den Ökosystemen Südamerikas angerichtet werden. Damit würden auch einheimische Eiweißfuttermittel einschließlich des Aufwuchses von Grünland interessanter. Diesen Effekt stärkt man, wenn man die Abgabe für die Förderung von Leguminosen-Züchtung, für Weideprämien und Ähnliches einsetzt.

Allerdings finden Ordnungsrecht und Abgaben ihre Schranken an den nationalen Grenzen. Denn wenn in einem Wirtschaftsraum – wie in Deutschland – die Produktion verteuert wird, während das in anderen Wirtschaftsräumen – zum Beispiel im restlichen Europa – nicht der Fall ist, dann führt das zu Verwerfungen. In diesem Fall halten die deutschen Bauern dem Wettbewerbsdruck nicht stand, und die Produktion wandert einfach aus, wo immer das möglich ist.

Das bedeutet nicht, dass man innerhalb der eigenen Grenzen vollständig auf solche Maßnahmen verzichten muss. Man muss aber die wirtschaftliche Leistungsfähigkeit der Bauern im Blick behalten – denn ohne sie kann man die

Landwirtschaft nicht verändern! Und wenn durch wirtschaftlichen Druck die Kleinen aufgeben müssen und die Großen immer größer werden, dann drängt alles noch mehr auf Industrialisierung hin, als es ohnehin schon der Fall ist.

Öffentliches Geld für öffentliche Güter

Neben der Forderung nach Augenmaß gibt es zwei Konsequenzen aus dieser Überlegung.

Erstens muss, wo Verbote und steuernde Abgaben nicht wirken, mit positiven Anreizen gearbeitet werden. Dafür stehen erhebliche Mittel zur Verfügung: Etwa 50 Milliarden Euro gibt die Europäische Union seit 2014 jährlich im Bereich Agrarwirtschaft aus. Das entspricht immerhin 15 Prozent der Bruttowertschöpfung der europäischen Landwirtschaft. Stellen Sie sich einmal vor, Sie würden eine Bäckerei betreten und dem Inhaber verkünden, Sie seien ab jetzt bereit, 15 Prozent seines Umsatzes aus ihrer Tasche zu bezahlen. Des Umsatzes, nicht des Gewinns, wohlgemerkt. Wer würde dann wohl künftig über die Größe der Brezeln und die Gestaltung des Angebotes bestimmen?

Das Problem ist: Die Europäische Union nutzt ihr Geld zu 80 Prozent nicht, um eine konkrete Form von Landwirtschaft zu fördern. In der sogenannten »Ersten Säule« der Europäischen Agrarpolitik wird das Geld über alle Agrarflächen Europas (in etwa) gleichmäßig verteilt. Nur ein spärlicher Rest wird im Rahmen ländlicher Entwicklung dafür ausgegeben, konkrete Programme zu finanzieren, in denen sich Bauern auf bestimmte Maßnahmen verpflichten – etwa auf ökologische Bewirtschaftung, auf Blühstreifen oder die Offenhaltung von Almen. Das ist dann die »Zweite Säule«

Der Bauernverband und mit ihm der Landwirtschaftsminister argumentieren, die Mittel seien erforderlich, um die Nachteile auf dem Weltmarkt abzufedern, die hiesige Bauern wegen höherer Auflagen in den Bereichen Umwelt und Soziales zu schultern hätten. Das Bundesforschungsinstitut für Ländliche Räume, Wald und Fischerei, das Johann Heinrich von Thünen-Institut in Braunschweig, hat aber schon längst vorgerechnet, dass man allenfalls ein Fünftel der Zahlungen auf diese Weise begründen könne. Da die Zahlungen proportional zur Flächenausstattung des Betriebs geleistet werden, geht es nach dem Motto »Wer hat, dem wird gegeben«. Wenn so viele kleine Bauern aufgeben und ihre Flächen den Großen überlassen haben, dann hängt das zu einem guten Teil auch an dieser Förderpolitik. Zwar geht seit 2014 ein etwas höherer Betrag an die ersten 45 Hektar. Aber diese Umschichtung war bei weitem nicht beherzt genug, um das Höfesterben eindämmen zu können.

Ebenfalls seit der 2014er-Reform der Gemeinsamen Agrarpolitik werden bestimmte Bedingungen an die Flächenzahlungen der ersten Säule geknüpft, die unter dem Stichwort »greening« dafür sorgen sollen, insbesondere das Fortschreiten der Biodiversitätsverluste zu bremsen. Bei näherem Hinsehen muss aber konstatiert werden, dass dieser Effekt nicht eintreten wird, weil sich de facto auf unseren Äckern nichts ändert. Der Präsident des Johann Heinrich von Thünen-Instituts, Prof. Isermeyer, hat das in der erforderlichen Klarheit deutlich gemacht: Er hält das Ergebnis der Agrarreform für »teure Symbol- und Ersatzhandlungen, ohne das Problem tatsächlich zu lösen«.[1]

Mir ist schon aus der Situation unseres eigenen Betriebs klar: Würde man von heute auf morgen die pauschalen Zahlungen abschaffen, stünden wir vor dem Ruin. Denn selbstverständlich hat der Markt für unsere Produkte diese Zahlungen ebenso eingepreist wie die Verpächter, die sie in die Pachtpreis-Forderungen einkalkulieren. Damit bei der nächsten, für 2021 anstehenden Agrarreform die Notwendigkeit, Brüche zu vermeiden, nicht wieder zum Argument für Nichtstun genutzt wird, muss jetzt die Umgestaltung angegangen werden: Nach und nach müssen die Flächenzahlungen umgewidmet werden, um damit konkrete Leistungen zu honorieren, die die Gesellschaft von den Bauern einfordert, die aber vom Markt nicht bezahlt werden. Es macht mich manchmal fassungslos, wenn die Forderung, auf diese Weise öffentliches Geld für öffentliche Güter einzusetzen, allerseits auf heftiges Kopfnicken stößt, der Einstieg in die dafür erforderlichen politischen Maßnahmen aber vehement abgelehnt wird!

Wofür Handelsabkommen gut sein könnten

Die zweite Konsequenz wäre, internationale Handelsabkommen dafür zu nutzen, die Externalisierung von Kosten zu begrenzen.

Während ich das hier schreibe, tobt in Deutschland (und säuselt im überwiegenden Rest Europas) der Streit um das Handelsabkommen TTIP, das die EU mit den USA abschließen möchte. Die Befürworter in Politik und Wirtschaft winken mit »Wohlfahrtsgewinnen« – wobei für sie der Wohlfahrtsgewinn identisch mit dem Wachstum des Bruttosozialproduktes ist. Alle Befürchtungen der Skeptiker, das in Europa geltende Prinzip des vorsorgenden Verbraucherschutzes könne unter die Räder geraten und durch private Schiedsgerichte würde die Souveränität der Rechtsstaaten aufs Spiel gesetzt, bezeichnen sie als gegenstandslos. Das sehen die Gegner des Abkommens völlig anders, können sich aber nicht auf gesicherte Informationen stützen, weil nicht nur die Verhandlungen selbst geheim sind, sondern auch die Verhandlungsmandate der beiden Seiten. Die Befürchtung der Kritiker, nach Abschluss der Verhandlungen gebe es zwar Klarheit, aber keine Möglichkeit mehr, in demokratischen Diskussions- und Entscheidungsprozessen etwas am Ergebnis zu ändern, ist mehr als begründet. Denn das bereits fertig verhandelte Freihandelsabkommen mit Kanada gilt als nicht mehr diskutierbar – eben weil es fertig verhandelt ist.

Ich teile einen großen Teil der Skepsis und der Bedenken, nicht aber die grundsätzliche Ablehnung solcher Abkommen. Denn eigentlich könnten sie genutzt werden, um genau das zu erreichen, wovon in diesem Kapitel ständig die Rede ist. Wo sonst, wenn nicht in den Handelsvereinbarungen der großen Player der Weltwirtschaft, sollte vereinbart werden, dass sich niemand dadurch einen Kostenvorteil verschaffen darf, indem er Teile der Kosten seiner Produktion der Allgemeinheit aufbürdet? Und wo sonst könnte man für den Ausgleich von grenzüberschreitenden Wettbewerbsverzerrungen durch Abgaben sorgen? So könnte man diejenigen, die zu niedrigen Preisen in den gemeinsamen Wirtschaftsraum hineinliefern, weil sie keine Kosten der Umweltzerstörung einkalkulieren, ihres unfairen Vorteils berauben. Man könnte ihnen sogar helfen, den Umgang mit den eigenen Ressourcen zu verbessern, indem man ihnen den Ertrag der Importabgabe für gezielte Umweltschutzprogramme zurückgibt.

Mir ist bewusst, dass die bessere Lösung ein Ausbau des Welthandelssystems wäre – auch deshalb, weil dabei die Länder des Südens nicht so sehr Gefahr laufen, zwischen allen Stühlen zu sitzen. Aber weil die WTO-Verhandlungen fest in der Sackgasse stecken, während die Freihandelsabkommen zwischen den Großen der Weltwirtschaft jetzt abgeschlossen werden, müssen solche Leitplanken der Globalisierung auch jetzt eingefordert werden.

Ohne Pioniere geht nichts

Ohne eine Veränderung der politisch bestimmten Rahmenbedingungen des Wirtschaftens wird es nicht gelingen, unser System von Landwirtschaft und Ernährung umzuformen. Solange es rentabler ist, die Natur und ihre Ressourcen zu schädigen, statt sie zu bewahren, wird es bei einem Wirtschaften auf Kosten dieser Ressourcen bleiben.

Aber wie jede Transformation, so kann auch diese nur gelingen, wenn es Pioniere gibt. Wenn Menschen den Pfad treten, der hinterher für alle zum Weg werden kann.

Weil es seit über 90 Jahren Bäuerinnen und Bauern gibt, die trotz der Skepsis oder sogar gegen den Widerstand ihrer Nachbarn ihren Betrieb umstellen, wirtschaften heute in Europa knapp 190 000 Höfe auf fast 10 Millionen Hektar nach den Prinzipien des Ökolandbaus. Das ist genug, um zu zeigen, dass es geht. Aber mit noch nicht einmal 6 Prozent der gesamten Landwirtschaft ist es nach wie vor Pionierarbeit.

Ebenfalls seit mehr als 90 Jahren gibt es Lebensmittelverarbeiter und Händler, für die ein gesunder Boden die Voraussetzung für gesunde Pflanzen und Tiere und damit gesunde Lebensmittel ist. Viele von denen, die buchstäblich in der Garage angefangen haben, haben inzwischen große Unternehmen mit Hunderten oder Tausenden von Arbeitsplätzen aufgebaut. Ich bin bei ihnen oft und glaubwürdig der Grundüberzeugung begegnet, dass der wirtschaftliche Erfolg nicht das Ziel, sondern die Voraussetzung für hochwertige Lebensmittel ist, die auf eine gute Weise erzeugt werden.

Sie alle können ihre Pionierfunktion nur wahrnehmen, wenn Sie, liebe Leser, Ihre Macht verantwortungsvoll nutzen. Denn durch Ihre Einkaufsentscheidung bestimmen Sie, was, wo und wie produziert wird. Dafür braucht man kein Asket und Lustverweigerer zu werden. Denn obwohl ökologisch – und am besten in der eigenen Region – erzeugte Lebensmittel einen deutlich höheren Preis haben, kann man durch eine Veränderung seiner Ernährungsgewohnheiten viel von diesen Mehrkosten kompensieren: durch die Reduzierung des Fleischkonsums, durch den Ersatz von Convenience-Produkten, bei denen die Verpackung mehr wiegt und kostet als der Inhalt, durch den Konsum frischer Erzeugnisse. Der erfreuliche Nebeneffekt ist, dass man sich auf diese Weise auch erheblich gesünder ernährt. Damit steigt die Lebensqualität.

In diese Richtung wirken auch alle anderen Maßnahmen, von denen zwar noch nicht die Rede war, die der gesunde

Menschenverstand aber herleiten kann. Ich rede davon, wie viele Textilien der Mensch braucht – oder eben nicht braucht – und ob sie oder ob sie nicht ökologisch und sozial vertretbar hergestellt sind. Die Umstellung von motorisierter auf muskelgetriebene Fortbewegung im Nahverkehr wäre ein weiterer Punkt auf dieser Liste. Oder die Bemessung von Fahrzeuggewicht und Hubraum anhand der Notwendigkeiten und nicht anhand des vermeintlichen Prestigegewinns. Auch dass nicht jeder Urlaub mit einer Flugreise verbunden sein muss, zählt zu diesen Einsichten. Und dass Skifahren auf Pisten, die mit Hilfe von Erdöl und Wasser auf die grüne Wiese gezaubert wurden, keinen Spaß mehr macht, wenn man darüber nachdenkt, welcher Aufwand dafür nötig ist. Diese Liste ist lang, und bemerkenswerterweise führt die Entscheidung für die vernünftigere Alternative fast immer auch zu einer Ersparnis, mit der man sich das scheinbar Teurere am Besseren leisten kann.

Ich habe vor Jahren dem Ulmer Mathematiker und Mitglied des Club of Rome, Franz Josef Rademacher, zugehört. Er machte deutlich: Wir verbrauchen längst mehr Ressourcen, als uns zustehen, und mehr, als dieser Planet uns auf Dauer bieten kann. Weil diese Ressourcen knapper werden und weil sich immer mehr Volkswirtschaften als Schwellenländer unserem Vorbild anschließen, kommt es zu einer grundlegend neuen Situation. Die Welt bleibt nicht mehr aufgeteilt in den armen Süden und den reichen Norden. Sondern die Grenzen zwischen bitter arm und ohne Zugang zu Ressourcen und reich mit einem hohen Ressourcenverbrauch verschieben sich mitten in unsere Gesellschaften hinein. Wie die dann aussehen, kann man zum Beispiel in Brasilien besichtigen, wo die Reichen sich durch hohe, stacheldrahtbewehrte Mauern vor den Armen rundherum schützen und in einer gut bewachten künstlichen Welt leben. Mit freiheitlichen Rechtsstaaten, wie wir sie für erstrebenswert halten, ist so etwas auf Dauer allerdings nicht zu vereinbaren.

Rademacher stellte dem Publikum dann die rhetorische Frage, um welchen Preis wir in einer solchen Welt würden leben wollen.

Auf die Rückfrage aus dem Publikum, ob er da nicht zu sehr schwarzmale, meinte der Mathematiker nur lakonisch: »Das, meine Damen und Herren, ist nichts anderes als das Ergebnis einer Anwendung der Grundrechenarten.« Und er hätte hinzufügen können: »Vor Lampedusa können Sie das besichtigen!«

Wir haben schon lange alle Informationen, um einzusehen, dass es nicht gleichgültig ist, wie wir wirtschaften und unseren Lebensstil gestalten. Dass unsere Verschwendung und unsere Gier auf vielfältige Weise zu den Ursachen für den Hunger von Millionen beitragen, zeigt dieses Buch auf. Aber eigentlich haben Sie das schon vorher gewusst! Mahatma Gandhi hat das ebenso knapp wie eindrücklich so formuliert: »There is enough for everybody's need – but not enough for everybody's greed.«[2]

Das Schöne aber ist: Es gibt Alternativen. Und es genügt, sich dafür zu entscheiden.

Anhang

Was ist »bäuerliche Landwirtschaft«?

1. Wie sinnvoll ist die Verwendung des Begriffes »bäuerlich«?

Angesichts der gerade im Osten Deutschlands aus historischen Gründen entstandenen Betriebsstrukturen ist es schwierig, mit dem Begriff »Bäuerlichkeit« Assoziationen zu vermeiden, die mit der Wirklichkeit übereinstimmen. Insbesondere gilt das für Verbraucher, deren Landwirtschaftsbild eher von den Zeichnungen in Kinderbüchern als von den tatsächlichen Betrieben geprägt ist.

Auch könnte der Begriff »bäuerlich« leicht mit dem abwertenden Begriff »bäuerisch« verwechselt werden, der mit »roh«, »ungebildet«, »unkultiviert« etc. verknüpft ist.

Andererseits ist der Begriff so sehr in die Diskussion eingeführt, dass es nicht möglich erscheint, ihn durch einen anderen Begriff zu ersetzen – zumal dafür noch niemand Vorschläge gemacht hat. Konkreter wird er dann, wenn man ihn mit einem Gegen-Begriff konfrontiert: »industriell«.

2. Eine scharfe Abgrenzung ist nicht möglich

Die meisten Menschen werden sehr konkrete Bilder im Kopf haben, wenn von »bäuerlicher« bzw. »industrieller« Landwirtschaft die Rede ist. Die Extreme lassen sich leicht beschreiben. Eine scharfe Abgrenzung im Sinne von »bis dahin bäuerlich, dann industriell« ist aber nicht möglich. Die Begriffe eignen sich deshalb nicht für die Formulierung von Richtlinien.

3. Definition in zwei Feldern

Die Größe von Betrieben, Feldern oder Ställen eignet sich nicht zur Unterscheidung von »bäuerlich« und »industriell«. Diese muss am *Umgang mit dem Lebendigen* und der *Organisation im Sozialen* festgemacht werden.

a. Umgang mit dem Lebendigen

Wird der Boden angesehen und behandelt als lebloses Substrat, dessen wichtigste Funktion es ist, die Pflanze festzuhalten und den ausgebrachten Nährstoff zu ihren Wurzeln zu leiten – dann ist das industriell. Unabhängig von der Größe der Parzelle oder des Betriebes.

Wird der Boden jedoch als lebendiger Organismus angesehen und behandelt, dessen Funktionsfähigkeit Voraussetzung für die Fruchtbarkeit und dessen Fruchtbarkeit Voraussetzung für seine Ertragsfähigkeit ist – dann ist das bäuerlich.

Wird das Nutztier angesehen und behandelt wie das Werkstück eines industriellen Prozesses, das den Anforderungen dieses Prozesses notfalls durch Verstümmelungen anzupassen ist und dessen Wohlbefinden anhand seiner Fähigkeit zu Mast-, Milch- und Legeleistung beurteilt wird – dann ist das industriell. Wird es jedoch angesehen und behandelt als Mitgeschöpf, dessen Anspruch auf das Ausleben seiner grundlegendsten artgemäßen Bedürfnisse Voraussetzung für seine wirtschaftliche Nutzung ist – dann ist das bäuerlich. Auch dies gilt unabhängig von Betriebs- oder Stallgröße.

Wenn Nährstoffe wie ein »durchlaufender Posten« aus in Übersee gewonnenem Futter, aus endlichen Lagerstätten oder aus energieintensiven Synthetisierungs-Prozessen eingesetzt und anschließend außerhalb des eigenen Betriebes entsorgt werden – dann ist das industriell. Wird versucht, die Nährstoffe für Acker und Stall im eigenen Betrieb oder im direkten Austausch mit anderen Betrieben zu gewinnen und so im Kreislauf zu halten – dann ist das bäuerlich. Davon ist nicht berührt, dass wegen des Exports der Ernteprodukte zum Verbraucher der Kreislauf nicht zu schließen ist oder dass beispielsweise im Obstbaubetrieb kaum Nährstoffe für einen solchen Kreislauf zur Verfügung stehen.

b. Organisation im Sozialen

Auch wenn nach den vorgenannten Kriterien eine Produktion nicht als »industriell« gelten würde, kann es die Organisation des Betriebes dennoch sein:

- Wenn derjenige, der die Verantwortung für den Betrieb trägt oder die wirtschaftlichen Ergebnisse seiner Bewirtschaftung zu spüren bekommt, nicht mehr erkennbar ist und mit dem Betrieb selbst nichts Nachvollziehbares zu tun hat – dann deutet das auf eine industrielle Struktur hin.
- Wenn es eine klare Verantwortung für den Betrieb gibt und derjenige, der diese Verantwortung wahrnimmt, auch ihre wirtschaftlichen Auswirkungen trägt, spricht das für Bäuerlichkeit.

- Wenn ein Biobetrieb nur das Anhängsel einer konventionellen Struktur ist, die zudem vielleicht noch mit anderen Strukturen der konventionellen Lebensmittelwirtschaft verflochten ist, ist er industriell ausgerichtet.
- Ein Betrieb, der über keine ständigen Arbeitskräfte mit klar erkennbaren Zuständigkeiten verfügt, sondern (nahezu ausschließlich) mit ständig wechselndem Personal, vorwiegend landwirtschaftlich nicht ausgebildetem Personal arbeitet, ist industriell ausgerichtet.
- Ein bäuerlicher Betrieb engagiert sich für die ihn umgebende Landschaft und die kulturelle Einbettung in die regionale Gemeinschaft.
- Sein Engagement gilt außerdem der generationenübergreifenden langfristigen Bewahrung seiner Produktionsgrundlagen und nicht dem kurzfristigen Profit.
- Er orientiert sich an den Anforderungen sozialer Gerechtigkeit und der Fairness.

Es ist deutlich, dass hier eine klare Abgrenzung noch weniger möglich ist als im ersten Bereich. Auch gibt es Misch- und Zwischenformen, die nur durch eine subjektive Beurteilung dem Bereich des Industriellen bzw. des Bäuerlichen zuzuordnen sind.

Anmerkungen

Worum geht es?

1 Cyril Enwonwu, »Noma, The Ulcer of Extreme Poverty«, zitiert bei Jean Ziegler, »Wir lassen sie verhungern«, 2011

Die Masse macht's? Eben nicht!

1 So nennt man den Anbau von Reissorten, die nicht im Wasser zu stehen brauchen, sondern mit dem Wasser des Regens auskommen.

2 Amartya Sen: *Hunger in India.* Address made at a public hearing on hunger and the right to food, Delhi University, 10 January 2003

3 Thomas L. Myhrvold-Hanssen: Democracy, News Media, and Famine Prevention: Amartya Sen and The Bihar Famine of 1966–67, June 2003

4 »Land Grabbing« by Foreign Investors in Developing Countries: Risks and Opportunities, IFPRI Policy Brief 13, April 2009

5 David Pimentel, professor of ecology at Cornell University. Journal of the Environment, Development and Sustainability (Vol. 8, 2006)

6 Fachagentur Nachwachsende Rohstoffe (www.fnr.de): »Anbau nachwachsender Rohstoffe 2013 auf 2,4 Millionen Hektar«, 16.09.13

7 Treibhausgasemissionen von Biokraftstoffen als CO_2-Äquivalente, Öko-Institut, 2010, dargestellt in http://de.wikipedia.org/wiki/Biokraftstoff

8 Abhishek Gogoi: *Investigating the Long Run Relationship Between Crude Oil and Food Commodity Prices.* Dissertation an der Universität Nottingham

9 Die Angaben beruhen auf den Berechnungen von Dr. Tobias Möllenhoff, Ländliche Betriebsgründungs- und Beratungsgesellschaft mbH, Göttingen.

10 http://dge.de/modules.php?name=News&file=article&sid=415

11 Jenny Gustavsson e.a.: *Global food losses and food waste – Extent, causes and prevention.* Rome 2011
http://www.fao.org/docrep/014/mb060e/mb060e.pdf

1 Je kg Stickstoff braucht man ca. 45 MJ Energie (G. Reinhard: *Energie- und* CO_2*-Bilanzierung nachwachsender Rohstoffe,* Vieweg 1993). Bei einem Verbrauch von 106 kg N/ha *(Eurostat)* entspricht das ca. 110 Litern Heizöl. Nach KTBL (*http://daten.ktbl.de/dieselbedarf/home.html*) werden 100 l Diesel pro Hektar in Deutschland verbraucht.

2 http://www.igb.fraunhofer.de/de/kompetenzen/physikalische-prozesstechnik/naehrstoffmanagement/herkoemmliche-naehrstoffgewinnung.html

3 Gross Nitrogen Balance – share in N inputs, average 2005–2008.png – Eurostat

4 UNEP, zitiert in: http://www.sueddeutsche.de/1.1376876

5 Cordell, D., Jan-Olof Drangert, Stuart White 2010. The Story of Phosphorus: Sustainability Implications of Global Phosphorus Scarcity for Food Security

6 Das Umweltprogramm der Vereinten Nationen gibt in seinem Papier *Agriculture, investing in natural Capital* vom Februar 2011 die Gesamtmenge an Phosphat, die jährlich weltweit in die Ozeane geschwemmt wird, mit ca. 10 Millionen Tonnen an. Je nach Weltregion stammt ein erheblicher Anteil davon nicht aus der Landwirtschaft, sondern aus Klärwerken, die nicht dafür ausgerüstet sind, Phosphat im Klärschlamm zurückzuhalten.

7 Z. B. in der vom französischen Landwirtschaftsministerium in Auftrag gegebenen CST-Studie: Doucet-Personeni C. et al (2003): *Rapport final du Comite Scientifique et Technique de l` Etude Multifactorielle des troubles des abeilles (CST), Imidaclopride utilise en enrobage de semences (Gaucho) et trouble des abeilles.* 221 pages. Download from: http://www.unaf-apiculture.info/presse/rapport_cst.pdf

8 Keesing, F. et al., Nature 468, 647–652 (2010)

9 Peter B. Reich, David Tilman, Forest Isbell, Kevin Mueller, Sarah E. Hobbie, Dan F. B. Flynn, Nico Eisenhauer (2012): *Impacts of Biodiversity Loss Escalate Through Time as Redundancy Fades,* Science, 4. Mai 2012. Doi: 10.1126/science.1217909

10 Bundesamt für Naturschutz, zitiert in: http://www.spiegel.de/wissenschaft/natur/zahl-der-feldvoegel-in-europa-hat-sich-seit-1980-halbiert-a-846072.html

11 Erich-Wesjohan-Gruppe aus Visbek mit mehreren Tochterfirmen un-

ter ihnen Lohmann, Hy-Line, H&N; http://www.bund-bs.de/aktuelles/bilder_aktuelles/Hintergrundinformationen%20Qualzucht.pdf

12 Als Holstein Frisian in schwarzbunter und als Red Holstein in rotweißer Färbung

13 Zwischen August 2013 und Juli 2014 .848 m^2; Zahlen des Umweltministeriums in Brasilia, zitiert in: AgrarEurope vom 6.12.2014

14 Es ist mir nicht gelungen, hierfür eine belastbare Hektar-Zahl zu finden.

15 Zitiert in AgrarEurope 37/2014

16 Michael Kresken: *Antibiotikaverbrauch in der Humanmedizin,* in: german medical science, 11.4.2014

17 Presseinformation des Bundesamtes für Verbraucherschutz und Lebensmittelsicherheit, BVL vom 1.8.2014

18 Margret Chan, Direktorin der WHO, anlässlich des Weltgesundheitstages am 7.4.2014 in Genf

Die Alternative: ökologische Intensivierung

1 Hoffmann, Ingrid und Spiller, Achim (2010): *Auswertung der Daten der Nationalen Verzehrsstudie II (NVS II): eine integrierte verhaltens- und lebensstilbasierte Analyse des Bio-Konsums*

2 *Nachgefragt, 28 Antworten zum Stand des Wissens rund um Öko-Landbau und Bio-Lebensmittel,* Berlin 2012, Bund Ökologische Lebensmittelwirtschaft

3 Klimawirkung und Nachhaltigkeit ökologischer Betriebssysteme. Untersuchung in einem Netzwerk von Pilotbetrieben. Bericht auf www.bundesprogramm.de

4 BMELV, *Zahl der Woche* vom 8.11.2012

5 Konrad Scheffer, Rüdiger Graß und Jürgen Reulein: *Verfügbare Biomassepotenziale für Energie und Rohstoffe bei flächendeckendem Ökologischen Landbau*

6 FAO, State Of The World 2007: *Our Urban Future*

7 Who will feed us?, ETC Group communication Nr. 102, November 2009

8 Michal Frei, Klaus Becker: *On Rice, Biodiversity and Nutrients.* Institute of Animal Production in the Tropics and Subtropics (480B), Department of Aquaculture Systems and Animal Nutrition, University of Hohenheim, 2005

9 Pressemeldung der Universität Hohenheim über eine Studie von Knörzer und Müller, September 2010 https://www.uni-hohenheim.de/news/mais-erdnuss-auf-einem-feld-universitaet-hohenheim-steigert-ertraege-durch-mischanbau-5
10 Lorenz Bachmann, Elisabeth Cruzada, Sarah Wright: *Food Security and Farmer Empowerment, A study of the impacts of farmer-led sustainable agriculture in the Philippines*. Aachen 2009
11 International Assessment of Agricultural Knowledge, Science and Technology for Development, IAASTD, 2004
12 UNEP: *Towards a green Economy. Agriculture – investing in natural capital.* http://www.unep.org/greeneconomy/Portals/88/documents/ger/GER_2_Agriculture.pdf
13 *Wake up before it is to late.* UNCTAD Trade and Environment Review 2013
14 Claire Schaffnit-Chatterjee: *Lebensmittel – Eine Welt voller Spannung.* DB Research, Aktuelle Themen 461, 25. September 2009
15 Tscharntke T., Clough Y., Wanger T.C., Jackson L., Motzke I., Perfecto I., Vandermeer, J., Whitbread, A. (2012): *Global food security, biodiversity conservation and the future of agricultural intensification.* Biological Conservation. 151, 53-59
16 *SPIEGEL* Nr. 3/2012: *Globale Mobilmachung.* Interview mit José Graziano da Silva

Die Hebel für den Wandel

1 Prof. Folkhard Isermeyer: *Thünen Working Paper 30. Künftige Anforderungen an die Landwirtschaft – Schlussfolgerungen für die Agrarpolitik.* 10-2014
2 Es gibt genug für unser aller Bedürfnisse – aber nicht für unser aller Gier.